In die „Sammlung von Monographien aus dem Gesamtgebiete der Neurologie und Psychiatrie“ sollen Arbeiten aufgenommen werden, die Einzelgegenstände aus dem Gesamtgebiete der Neurologie und Psychiatrie in monographischer Weise behandeln. Jede Arbeit bildet ein in sich abgeschlossenes Ganzes.

Das Bedürfnis ergab sich einerseits aus der Tatsache, daß die Redaktion der Zeitschrift für die gesamte Neurologie und Psychiatrie wiederholt genötigt war, Arbeiten zurückzuweisen nur aus dem Grunde, weil sie nach Umfang oder Art der Darstellung nicht mehr in den Rahmen einer Zeitschrift paßten. Wenn diese Arbeiten der Zeitschrift überhaupt angeboten wurden, so beweist der Umstand andererseits, daß für viele Autoren ein Bedürfnis vorliegt, solche Monographien nicht ganz isoliert erscheinen zu lassen. Es stimmt das mit der buchhändlerischen Erfahrung, daß die Verbreitung von Monographien durch die Aufnahme in eine Sammlung eine größere wird.

Die Sammlung wird den Abonnenten der „Zeitschrift für die gesamte Neurologie und Psychiatrie“ zu einem um ca. 20% ermäßigten Vorzugspreise geliefert.

Angebote und Manuskriptsendungen sind an einen der Herausgeber,
Professor Dr. A. Alzheimer, Breslau, Auenstraße 42 oder
Professor Dr. M. Lewandowsky, Berlin W 62, Lutherstraße 21
erbeten.

Die Honorierung der Monographien erfolgt nach bestimmten, zwischen Herausgebern und Verlag genau festgelegten Grundsätzen und variiert nur je nach Höhe der Auflage.

Abbildungen und Tafeln werden in entgegenkommender Weise ohne irgendwelche Unkosten für die Herren Autoren wiedergegeben.

MONOGRAPHIEN AUS DEM GESAMTGEBIETE DER NEUROLOGIE UND
PSYCHIATRIE

HERAUSGEGEBEN VON

A. ALZHEIMER-BRESLAU UND **M. LEWANDOWSKY**-BERLIN

HEFT 6

ÜBER HALLUZINOSEN DER SYPHILITIKER

VON

PRIVATDOZENT Dr. **FELIX PLAUT,**

WISSENSCHAFTLICHEM ASSISTENTEN DER PSYCHIATRISCHEN UNIVERSITÄTSKLINIK
IN MÜNCHEN

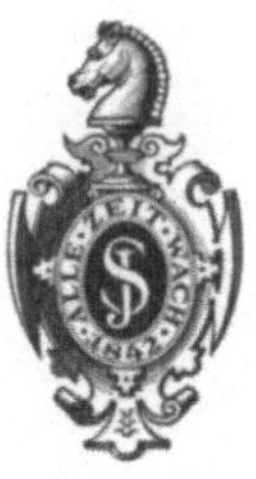

BERLIN

VERLAG VON JULIUS SPRINGER

1913

ISBN 978-3-642-98321-4   ISBN 978-3-642-99133-2 (eBook)
DOI 10.1007/978-3-642-99133-2

Vorbemerkung.

Es erscheint mir nicht unangebracht, mit den diagnostischen Hilfsmitteln, die wir seit einigen Jahren besitzen, von neuem an die Frage heranzutreten, ob syphilitische Geistesstörungen im engeren Sinne vorkommen, d. h. Psychosen, die nicht den einfachen syphilitischen Schwachsinnsformen und der syphilitischen Pseudoparalyse entsprechen.

Unter den verschiedenartigen Krankheitsbildern, die einer syphilitischen Genese verdächtig erscheinen, verdienen die sogenannten paranoiden Psychosen wohl besonderes Interesse.

Ich möchte eine Reihe derartiger Fälle mitteilen, die ich als Halluzinosen bezeichne, weil die Halluzinationen fast regelmäßig im Vordergrund der Symptome stehen.

Es soll sich dabei nur um einen Versuch handeln, es wahrscheinlich zu machen, daß überhaupt die Syphilis imstande ist, etwas Derartiges zu erzeugen. Diese Frage befindet sich noch in einem so frühen Entwicklungsstadium, daß vor allem kasuistische Mitteilungen gemacht werden müssen. Eines viel größeren Materials, als ich es natürlich allein zu geben vermag, bedarf es, um Klarheit zu schaffen. Von einer Aufstellung wohl charakterisierter Krankheitsformen sind wir noch weit entfernt, und ich beanspruche keineswegs, etwas Derartiges zu bieten. Es genügte mir, die ätiologischen Beziehungen zur Syphilis glaubhaft zu machen und auf klinische Besonderheiten im einzelnen hinzuweisen, so daß es auch anderen vielleicht lohnend erscheint, den angeregten Fragen nachzugehen und sie einer schließlichen Entscheidung entgegenzuführen. In meinen Ausführungen habe ich mich bemüht, keinen Zweifel zu unterdrücken und den Dingen keine Gewalt anzutun.

Inhalt.

Allgemeine Bemerkungen über die Existenz und die Pathogenese syphilitischer Psychosen.

Seit Jahrzehnten sind von einzelnen Autoren immer wieder Versuche gemacht worden, Psychosen als luetische symptomatologisch zu charakterisieren, ohne daß es gelang, solchen Versuchen allgemeinere Anerkennung zu verschaffen. Die Zurückhaltung, welche die Mehrzahl der Kliniker beobachtet hat, ist wohl begründet durch die große Schwierigkeit des Problems und durch die wenig sichere Fundierung, welche die wagemutigeren Forscher auf diesem Gebiet ihren Anschauungen zu geben vermochten. Insoweit ist man einig, daß luetische Hirnerkrankungen geistige Schwächezustände veranlassen können. Man spricht von einem einfachen luetischen Schwachsinn, der sich häufig im Anschluß an Hemiplegien bzw. Monoplegien entwickelt, und man erkennt als luetisch bedingt psychotisch etwas reicher ausgestaltete Verblödungsprozesse an, die eine mehr oder minder ausgesprochene symptomatologische Verwandtschaft zu den Paralysen haben, und die man als luetische Pseudoparalysen vielfach beschrieben hat. Die differentialdiagnostischen Kriterien sind allerdings noch nicht zu einer solchen Vollkommenheit entwickelt, daß man in jedem einzelnen Falle imstande ist, sich mit Bestimmtheit zu entscheiden, jedoch das Gros der Fälle ist zweifellos erkennbar. Sobald man jedoch die Krankheitsformen verläßt, deren Hauptsymptome sich in geistigen Schwächezuständen äußern, beginnt die Schwierigkeit und damit die Uneinigkeit; hier scheiden sich die Gruppen, von denen die eine geneigter ist, ätiologische Beziehungen zu syphilitischen Hirnerkrankungen anzunehmen, während die andere sich skeptisch verhält.

Es wird immer bis zu einem gewissen Grade anfechtbar sein, eine bei einer organischen Gehirnkrankheit auftretende Psychose auf den jeweiligen organischen Prozeß in toto zurückzuführen, das heißt anzunehmen, die Psychose sei einzig und allein durch ihn bedingt. In der Tat sind nur die psychischen Verfallserscheinungen ohne weiteres als Folge destruktiver nervöser Erkrankungen anzusehen; alles, was an aktiven psychotischen Störungen die Verfallserscheinungen begleitet, sich mit ihnen zu charakteristischen Situationsbildern verflicht, oder ihnen mit scheinbarer Selbständigkeit vorauseilt, kann der Ausdruck der Hirnerkrankung sein, ist es auch sicherlich in sehr vielen Fällen, aber der Zusammenhang wird immer schwer zu beweisen sein. Die Schwierigkeit ist die gleiche, ob es sich nun um relativ umschriebene Gehirnerkrankungen handelt, etwa um „wirkliche" Psychosen bei Tumoren, oder um solche von größerer Ausbreitung, wie wir sie in Begleitung der multiplen Sklerose oder der senilen Prozesse antreffen. Bei diesen Erkrankungen sind sowohl manische Psychosen wie depressive, wie wahnbildende und vorwiegend halluzinatorische von mehrjähriger Dauer beobachtet worden, also Zustände, die den uns bekannten und regelmäßigen Folgeerscheinungen der genannten Erkrankung fernstehen, und deren Deutung eine im wesentlichen willkürliche ist. Man hat die Wahl zwischen vier Möglichkeiten; man kann das Auftreten der Psychose als direkte Wirkung des Prozesses ansehen, man kann das Hauptgewicht auf eine eigenartige Reaktionsweise legen, man kann den organischen Erkrankungen eine auslösende Rolle für das Auftreten von ihnen unabhängiger, latent gewesener Psychosen beimessen, oder man kann endlich eine zufällige Kombination einer organischen Erkrankung und einer nicht organisch bedingten Psychose annehmen.

Gewiß werden die zeitlichen Relationen zwischen dem Auftreten der psychotischen und der Ausfallssymptome auf körperlichem und psychischem Gebiete häufig sich für eine engere oder eine lockere ätiologische Verknüpfung verwerten lassen. Treten z. B. bei einer langjährig bestehenden paranoiden Psychose später senile Züge auf, so wird man den Zusammenhang ablehnen können, treten jedoch paranoide Komplexe auf bei einer Persönlichkeit, die bereits untrügliche Zeichen des senilen Verfalls darbietet, so wird der Zusammenhang als wahrscheinlicher angesehen werden dürfen.

Immerhin ist die Paralyse wohl die einzige organische Erkrankung, bei der wir die Möglichkeit des gleichzeitigen Vorkommens einer „funktionellen" Psychose prinzipiell ausschließen.

Was nun im Laufe der Jahre als syphilitische Psychosen, allerdings weit häufiger als wahrscheinlich syphilitische Psychosen beschrieben worden ist, zeigt eine so bunte Vielgestaltigkeit der Krankheitsbilder, daß man wohl verstehen kann, wie viele Forscher schließlich resignierten und der Ansicht zuneigten, es gebe überhaupt keine syphilitischen Psychosen im engeren Sinne.

Ich habe bereits im Jahre 1909 einen Überblick über die Formen von Geistesstörungen gegeben, denen in der Literatur eine syphilitische Ätiologie zugeschrieben wurde; daß sie auffallender charakteristischer Züge zu ermangeln scheinen, geht schon daraus hervor, daß man ungefähr alle bekannten Symptomenkomplexe bei ihnen vorgefunden hat. Es seien genannt: Manische und depressive Psychosen, akute Halluzinosen, delirante Zustände, amentiaartige Bilder, katatoniforme Erregungszustände, hebephrene Formen, das Korssakowsche Syndrom, die Epilepsie mit allen ihren psychischen Äquivalenten und schließlich die paranoiden Psychosen.

Eine kritische Verwertung der Mehrzahl der bisher publizierten Fälle ist kaum möglich, weil sie nicht mit den diagnostischen Hilfsmitteln untersucht wurden, die uns heute zur Verfügung stehen, und die uns erst in den Stand setzen, mit einiger Wahrscheinlichkeit die syphilitische Ätiologie klarzulegen. Früher war man allein auf die neurologischen Begleitsymptome angewiesen, die einmal in recht vielen Fällen überhaupt fehlen und, wenn sie vorhanden sind, nur dann bedeutungsvoll erscheinen, wenn sie einigermaßen gleichzeitig mit den psychischen Störungen sich einstellen.

Die anatomische Forschung befindet sich erst seit relativ kurzer Zeit im Besitz der Methoden, die kompliziertere Veränderungen darstellen und eine ätiologische Diagnostik auf unserem Gebiete ermöglichen. Das Gros der bisher mitgeteilten Fälle ist infolgedessen anatomisch ungeklärt geblieben.

Aus dem bisher histologisch untersuchten Material möchte ich die Tatsache als bemerkenswert hervorheben, daß anatomisch übereinstimmende Veränderungen angetroffen wurden bei Fällen, die klinisch sehr verschiedenartige Bilder dargeboten hatten. Als Beispiel seien drei Fälle von Endarteriitis der kleinen Rindengefäße angeführt, die von Alzheimer selbst bzw. unter seiner Leitung untersucht wurden.

Fall 1, von mir veröffentlicht. 32jährige Lehrerin. Linksseitige Optikusatrophie, nach dem Urteil unseres Spezialisten angeboren oder in der Kindheit im Verlauf einer Infektionskrankheit entstanden. Über Lues nichts bekannt. Seit 3½ Jahren schwere epileptische Anfälle mit allgemeinen Konvulsionen, Absenzen, kurzdauernde Dämmerzustände mit ängstlicher Färbung und schwere Verstimmungen. Keine Intelligenzstörungen. Tod im Anfall nach 4jähriger Dauer der Erkrankung.

Fall 2, von Sagel veröffentlicht. 46jähriger Mann, verblödet zunächst wie ein einfach dementer Paralytiker, wird kindisch, läppisch und hilflos, grüßt die Kinder auf der Straße, sammelt allerlei von der Straße auf und steckt es in die Taschen; dann entwickelt sich ein schwerer deliranter Erregungszustand mit Angst und akustischen Halluzinationen, der nach 10 Monaten zum Tode führt. Nie epileptiforme Anfälle. Zu Beginn der Erkrankung trat vorübergehend Doppeltsehen auf. Sonst fand sich außer etwas träger Lichtreaktion neurologisch nichts Krankhaftes.

Fall 3, von Ilberg veröffentlicht. 24jähriges Mädchen. Vielleicht Lues congenita. 1905 und 1906 öfters kurzdauernde tonische Krampfzustände ohne Bewußtseinsverlust. Beginn der Psychose März 1907. Exitus nach 6 Monaten. Wechsel von verworrener Erregung mit katatonen Symptomen und negativistischen Stuporzuständen. Die Handlungen während der Erregung hatten den Charakter des Triebartigen, Unmotivierten. Sprachliche Äußerungen waren nicht zu erhalten. Es schien anfangs, als ob die Kranke halluziniere. Neurologisch nur Hypalgesie und Tremor linguae. Kurz vor dem Tod epileptiforme Anfälle.

Wir sehen also, daß hier Krankheitsbilder von außerordentlicher Ungleichartigkeit, verlaufend unter den Erscheinungen der genuinen Epilepsie ohne Intelligenzdefekt, der Verblödung in der Art der paralytischen Demenz mit Ausgang in einen Delirium acutum-artigen Zustand und schließlich der Katatonie, histologisch wenigstens qualitativ keine Unterscheidung gestatten. Die Veränderungen waren in allen Fällen ausgebreitet, und es ist nicht sehr befriedigend, lokalisatorische Verschiedenheiten für die klinische Divergenz allein verantwortlich zu machen. Man wird vielmehr daran denken können, daß die anatomischen Vorgänge nur insoweit gleichartig sind, als sie mit den gegenwärtigen Methoden festzustellen sind, und daß die qualitativen Merkmale, durch die sich voneinander unterscheiden, sich zurzeit noch dem Nachweis entziehen.

Gewiß muß auch damit gerechnet werden, daß bei der Syphilis psychische Störungen durch krankhafte Abänderungen des Zellstoffwechsels etwa infolge toxischer Substanzen hervorgerufen werden, die keine Strukturveränderungen zur Folge haben. So hat schon Krause der Ansicht Ausdruck gegeben, es handle sich bei den einfachen luetischen Psychosen um durch das syphilitische Gift erzeugte ausgleichbare Ernährungsstörungen der Hirnrinde, während bei der eigentlichen Gehirnsyphilis zudem Degenerationsprozesse vorliegen. Schließlich wird man auch die Möglichkeit nicht außer acht lassen dürfen, daß Besonderheiten in den klinischen Bildern durch individuelle Reaktionsweisen bedingt sein können.

Allerdings ist nicht zu verkennen, daß je mehr wir mit anatomisch nicht faßbaren Möglichkeiten und mit endogenen Mechanismen bei den luetischen Psychosen rechnen, wir um so mehr uns von dem erstrebenswerten Ziel entfernen, charakteristische Merkmale im Sinne der ätiologischen Gruppierung ausfindig zu machen. Gesellt sich dazu noch die Neigung, kombinierte Psychosen anzunehmen, so fällt schließlich alles auseinander.

Mit Prädisposition und toxischen Einflüssen hat man besonders in Frankreich die Psychosen bei Lues zu erklären versucht.

Nach Dupré kommen in der ersten Periode der Syphilis bei Disponierten akute oder subakute, vorübergehende oder dauernde psychotische Bilder vor, wie man sie auch bei akuteren Infektionen, Intoxikationen und bei Erschöpfung sieht. Ihre Beziehung zur Syphilis ist nur durch die ätiologischen Umstände ihrer Erscheinung, ihre Begleitung von luetischen Symptomen und ihre Beeinflussung durch Hg gekennzeichnet.

In der zweiten Periode kommen, wie Dupré weiter ausführt, Melancholien, Manien und transitorische Delirien gleichfalls nur bei Disponierten vor. Die Syphilis wirkt hier einmal als physischer (Veränderung der Säfte, Ernährungsstörungen) und als psychischer Shock. Es kommen jedoch auch toxisch-infektiöse direkt durch die Syphilis hervorgerufene Zustände vor. Für die späteren Perioden der Syphilis erkennt Dupré nur uncharakteristische Demenzzustände als Folge von Gefäßerkrankungen und von chronischen Meningitiden sowie die syphilitische Pseudoparalyse an.

Besonders deutlich trat es gelegentlich einer Demonstration in der Société de Psychiatrie im Jahre 1910 hervor, für wie kompliziert man in Paris die psychischen Störungen im Gefolge der Lues hält. Mosny und Barat stellten in jener Sitzung eine Frau vor, die 15 Monate nach der Infektion akut mit einem verworrenen, deliranten, von stuporösen Phasen unterbrochenen, mit allerlei Haltungs- und Bewegungsstereotypien sowie Verbigerationen einhergehenden Erregungszustand erkrankte. Der akute Zustand dauerte 14 Tage, dann folgte eine indolente Phase mit Neigung zu Anfällen von impulsiver Zerstörungssucht. Nach vier Wochen wurde die Kranke deprimiert, ängstlich, äußerte vage Selbstbeschuldigungen und Verfolgungsideen, glaubte sich verspottet, beobachtet usw. Nach einigen weiteren Wochen schien die Kranke genesen. Dem Fall wurde in Übereinstimmung mit Dupré folgende Beurteilung zuteil: Es handelt sich um eine Debile, und aus der Debilität erklären sich die Selbstanschuldigungen und die Beziehungsideen. Es liegt weiterhin vor eine Psychose des manisch-depressiven Irreseins (Hervortreten der affektiven Störungen, Wechsel von Erregung und Depression, Ausbleiben von Demenz). Hierzu gesellen sich die Symptome eines infektiösen (syphilitischen) Dämmerzustandes in Gestalt der Verwirrtheit, der deliranten Phasen, der Bewußtseinsstörungen.

Es liegt auf der Hand, daß eine solche ätiologische Zersplitterung wenig Aussicht bietet, zu charakteristischen Merkmalen zu gelangen.

Ähnlichen Anschauungen kann man übrigens auch in Deutschland begegnen.

So demonstrierte Forster im Jahre 1912 einen Kranken mit positiver W.-R. im Blut, bei dem plötzlich ein paranoider Erregungszustand mit schwerer Inkohärenz aufgetreten war, der sich auf antisyphilitische Kuren besserte. Forster argumentierte nun folgendermaßen: Es handelt sich nicht um eine echte Dementia praecox, sondern um das Zustandsbild der Dementia praecox bei einer syphilitischen Erkrankung des Nervensystems. Dasselbe Gebiet, das sonst bei der Dementia praecox erkrankt ist, ist hier durch den luetischen

Prozeß mitaffiziert. Auch ein Unfall kommt als auslösendes Moment in Frage (Kurzschluß in der Nähe des Patienten), der in dem infolge der luetischen Erkrankung nicht mehr leitungsfähigen Gehirn einen funktionellen Erregungszustand hervorrief. Die Psychose ist also, schließt Forster, als ein Gemisch einer funktionellen und einer organischen syphilitischen Psychose aufzufassen.

Dieses Bedürfnis, nach komplizierten Erklärungsmöglichkeiten zu suchen, die ja wohl in einzelnen Fällen auch einmal zutreffen mögen, ist gerade bei der Hirnsyphilis befremdlich. Warum soll die Tätigkeit der Spirochäten im Gehirn mit ihren zahlreichen Folgezuständen nicht in vielen Fällen allein eine Psychose bewirken können? Daß diese Reaktionsweise des Individuums auch hier eine große Rolle spielt, bleibt unbestritten. Warum soll sie aber eine so besonders große Rolle spielen, eine größere wie etwa bei Intoxikationspsychosen mit chemischen Giften? Dies scheint mir ein Vorurteil zu sein, das für den Fortschritt der Erkenntnis hinderlich ist. Wenn wir weiter kommen wollen, müssen wir von der Voraussetzung ausgehen, daß irgend welche kennzeichnenden psychischen Merkmale auch bei der Hirnsyphilis auftreten können, die wohl von zahlreichen unwesentlichen, wenn auch sehr auffälligen Symptomen überdeckt sind und daher unbeachtet blieben.

Es wird jahrelanger Arbeit vieler Forscher bedürfen, bis diese Frage im bejahenden oder verneinenden Sinne gelöst ist. Erst jetzt sind die Vorbedingungen geschaffen, um an diese Arbeit mit Aussicht auf Erfolg heranzugehen. Früher konnte man nur in einem Bruchteil der Fälle die Hirnsyphilis in vivo diagnostizieren. Unsere neuen diagnostischen Hilfsmittel setzen uns nunmehr in den Stand, annähernd in jedem Falle, unabhängig von den psychischen Befunden, festzustellen, ob eine Hirnsyphilis vorliegt. Dieses objektiv geklärte Material ist zu sammeln und klinisch zu analysieren.

Ich werde später eine Anzahl von Fällen mitteilen, die den modernen diagnostischen Bedingungen genügen und mir syphilitische Psychosen darzustellen scheinen.

Bei der ausschlaggebenden Bedeutung, die für die Beurteilung dieser Fälle, den verschiedenen neuen Untersuchungsmethoden zukommt, scheint es mir unerläßlich, die gegenwärtige Leistungsfähigkeit der Methoden auseinanderzusetzen. Es scheint mir um so notwendiger, als ich mich seit mehreren Jahren nicht zu dieser Frage geäußert habe und in dieser Zeit erhebliche Fortschritte erzielt worden sind.

Die neuen Hilfsmittel für die Diagnose der Hirnsyphilis.

Besonders haben Nonne und seine Schüler durch umfangreiche und äußerst sorgfältige Untersuchungen auf diesem schwierigen Gebiet sich große Verdienste erworben. Durch die Auswertung des Liquor gelang es Hauptmann, eine sehr wertvolle Ergänzung der bisher üblich gewesenen Methoden zu schaffen. Für die Diagnose Lues cerebri sind zurzeit folgende Untersuchungen unerläßlich:

1. **W.-R.** im Blut,
2. **W.-R.** im Liquor mit Auswertung,
3. Zelluntersuchung,
4. Nonnes Phase I.

W.-R. im Blut.

Nach Nonne und Hauptmann fällt die W.-R. im Blute bei Lues cerebri in 80% der Fälle positiv aus. Die Werte sind meines Erachtens durchaus abhängig von der Zusammensetzung des Materials. Je frischer die Syphilis ist, desto seltener werden die negativen Befunde sein. Bei den luetischen Hirnaffektionen der Frühperiode, die in den letzten Jahren unter der Bezeichnung Neurorezidive nach Salvarsan besonders eingehend studiert worden sind, scheinen nach den Untersuchungen von Dreyfuß, Zaloziecki, Bergl und Klausner, M. Fränkel und anderen negative Blutbefunde überhaupt nicht vorzukommen. Andererseits werden Fälle mit alter Lues und vereinzelten von früheren Erkrankungen herrührenden zerebralen Symptomen, wie Pupillen- oder Reflexanomalien, Hemiparesen und dergleichen öfters negative W.-R. darbieten; man wird dann aber wohl mit einiger Wahrscheinlichkeit annehmen können, daß keine luetischen Prozesse mehr im Gange sind. Je nachdem also die aktiven oder die abgelaufenen Fälle überwiegen, wird der Prozentsatz der positiven höher oder niedriger ausfallen.

Ich selbst vermißte bei einem Material von 62 Fällen nur dreimal die positive Blutreaktion. Zweimal handelte es sich um Hemiplegien, von denen die eine elf Jahre zurücklag, die andere erst wenige Jahre alt war; hier hatte jedoch eine sehr gründliche Salvarsanbehandlung stattgefunden. Der dritte Fall betraf eine Tabes mit epileptischen Anfällen. Die von mir untersuchten Kranken waren mit wenigen Ausnahmen Spätluetiker. Vermutlich ist der von mir gefundene hohe Prozentsatz positiv reagierender Fälle zum Teil der Verwendung wässerigen luetischen Leberextraktes zuzuschreiben.

Ob man nun einen etwas höheren oder etwas niedrigeren Prozentsatz annehmen will, sicher ist, daß Fälle von Lues cerebri mit negativer Blutreaktion vorkommen, daß es sich aber jedenfalls nur um eine kleine Minderheit der Fälle handelt. Der für Lues cerebri typische Befund ist positive W.-R. im Blut.

W.-R. im Liquor.

Bevor Hauptmann seine Auswertungsmethode angab, pflegte man den Liquor nur in der Menge von 0,2 zu untersuchen. Damit erhielt man fast ausschließlich negative Befunde. Wir haben schon bei den ersten Veröffentlichungen darauf hingewiesen, daß gelegentlich schwach positive Reaktionen vorkommen können, und dies besonders französischen Autoren gegenüber betont, die die ausnahmslos negative Liquorreaktion bei Lues cerebri als Regel aufstellen wollten. Unsere weiteren Untersuchungen und wohl die aller Autoren haben die anfänglich gemachten Beobachtungen bestätigt. Es scheint jedoch, als ob die luetischen Zerebralerkrankungen der Frühperiode ein anderes Verhalten zeigen, indem bei ihnen häufiger positive Liquorreaktionen gefunden werden als bei dem vorwiegend aus älteren Fällen zusammengesetzten Material, mit dem die früheren Erfahrungen im wesentlichen gemacht worden waren (Bergl, Dreyfuß, Wechselmann). Für differentialdiagnostische Schwierigkeiten kommen diese Formen wohl kaum in Betracht.

Auf Grund von meist mit älteren Fällen erhaltenen Befunden kommt Hauptmann in seiner letzten Publikation zu dem Resultat, daß höchstens 12% schon bei der Dosis von 0,2 positive Reaktion zeigen. Ich selbst verfüge zurzeit über sieben in mäßigem Grade positiv reagierende unter 62 Liquores von Lues cerebrospinalis; meine Erfahrungen decken sich also ungefähr mit der Hauptmannschen Ziffer.

Bei der progressiven Paralyse reagiert bekanntlich der Liquor meist positiv. Mein Material von über 500 Paralysen ergab negative Reaktion in nicht ganz 3%. Somit haben uns die weiteren Erfahrungen gelehrt, daß positive Reaktion bei Lues cerebri etwas häufiger ist als negative bei Paralyse. Wir müssen jedenfalls mit der Möglichkeit rechnen, daß, wenn wir uns auf den serologischen Befund allein verlassen, uns bei 100 der Lues cerebri verdächtigen Fällen zwölfmal die Fehldiagnose Paralyse auf Grund des positiven Liquors und dreimal die Fehldiagnose Lues cerebri bei tatsächlich vorliegender Paralyse unterlaufen kann, haben also mit 15% Versagern zu rechnen; in Wirklichkeit liegen die Verhältnisse aber doch günstiger, da, wenn überhaupt eine positive Reaktion bei Lues cerebri sich findet, sie regelmäßig nur schwach ist und sich durch ihre geringe Intensität von dem gewöhnlich sehr stark reagierenden Paralyseliquor abhebt.

Während uns also die W.-R. im Liquor ein wenn auch nicht untrügliches so doch sehr wertvolles Unterscheidungsmerkmal zwischen Lues cerebri und Paralyse bietet, so gestattete sie bis vor kurzem keine Abtrennung der Lues cerebri von der Lues ohne Beteiligung des Zentralnervensystems. Diese Lücke wurde neuerdings durch den Vorschlag Hauptmanns, den Liquor in höherer Konzentration zu untersuchen, in glücklichster Weise ausgefüllt.

Hauptmann titriert den Liquor, von der bisherigen Gebrauchsdosis 0,2 ausgehend, jedesmal um 0,2 bis zu der unverdünnten Anwendung 1,0 ansteigend, aus. Unter 44 Fällen von Lues cerebrospinalis erhielt er 42 mal = 96% in höherer Konzentration positive W.-R. Die beiden Versager schienen abgelaufene Fälle mit stabilen Restsymptomen (Hemiparesen und unbedeutenden Pupillenanomalien) zu sein, und da bei ihnen sich auch weder Zellvermehrung noch Nonnes Phase I fand, kann man wohl Hauptmann dahin beipflichten, daß in diesen Fällen luetische Prozesse nicht mehr vorgelegen haben. Wir hätten somit nach Hauptmann bei aktiver Lues cerebri mit 100% positiver Ausfälle zu rechnen. Die Gegenprobe, das heißt das Ausbleiben der positiven Reaktion bei Luetikern ohne luetisch bedingte nervöse Störungen fiel gleichfalls sehr günstig aus. Hauptmann fand bei den verschiedensten organischen und funktionellen Erkrankungen sowohl bei positiver wie bei negativer W.-R. im Blut regelmäßig negative Reaktion des ausgewerteten Liquors. Ein kleiner Teil der Fälle wurde durch den Sektionsbefund kontrolliert. Später hat dann auf den Nonneschen Abteilungen M. Fränkel die Hauptmannschen Untersuchungen fortgeführt und sie an einem klinisch und anatomisch untersuchten Material von 32 Fällen bestätigen können. Das bisher untersuchte Material von Nichtluetikern scheint mir ausreichend zu sein für die Beweisführung, daß auch der hochkonzentrierte Liquor bei beliebigen nervösen Erkrankungen keine Tendenz zeigt, im Sinne der W.-R. die Hämolyse zu hemmen.

Wir möchten nach unseren eigenen Erfahrungen jedoch darauf aufmerksam machen, daß bei 1,0 der Liquor anscheinend in seltenen Fällen bei Nichtluetikern spurweise Hemmungen zeigen kann. Wir sahen sie unter 42 Liquores sechsmal. Bei zwei Kranken (Arteriosklerotikern) war der Liquor nicht völlig blutfrei, so daß vermutlich die Hemmung in hoher Konzentration hierauf zurückzuführen ist. Zwei Fälle waren klinisch unklar, es handelte sich um eigenartige epileptiforme Krampfanfälle bzw. um eine paranoide Psychose des höheren Lebensalters; alle Reaktionen waren negativ, aber die Möglichkeit einer luetischen Genese der Störungen ist trotzdem nicht absolut auszuschließen, da eben eine Diagnose überhaupt nicht gestellt werden konnte. Der fünfte Fall betraf einen Psychopathen, der eine geringfügige Zellvermehrung (8 Zellen im Kubikzentimeter) als einziges luesverdächtiges Symptom darbot. Im sechsten Falle schließlich handelte es sich um eine Dementia praecox ohne alle Anzeichen von Lues.

Die Hemmungen waren, wie gesagt, außerordentlich geringfügig. Wenn ja vielleicht bei einem Teil dieser Fälle doch eine larvierte Lues dem Phänomen zugrunde liegt, so möchten wir doch anraten, nur höhergradige Hemmungen des Liquors bei höherer Konzentration für die Diagnose der Lues cerebrospinalis zu verwerten.

Unsere Gruppe von 36 Nichtluetikern mit völlig negativem Verhalten setzte sich folgendermaßen zusammen:

Nicht syphilitische Meningitis	2
Lobäre Sklerose	1
Pachymeningitis haemorrhagica	1
Encephalitis sept.	1
Urämie	1
Arteriosklerose	9
Alkoholismus	6
Psychopathie, Hysterie	7
Epilepsie	3
Dementia praecox	4
Manisch-depressives Irresein	1
	36

Für die Annahme, daß bei Luetikern ohne Lues cerebrospinalis die positive Reaktion stets ausbleibt, sind die bisherigen Feststellungen wohl noch nicht als völlig beweisend anzusehen. Zweifelhafte Fälle, das heißt solche, die auch nur eine entfernte Möglichkeit einer luetischen Erkrankung des Nervensystems bieten, sind ein ungeeignetes Testmaterial, weil man sich nicht völlig von der Neigung freimachen kann, bei postivem Befund den Verdacht einer luetischen Gehirnerkrankung über Gebühr zu betonen. Man verfällt dann unwillkürlich der Neigung, die klinische Diagnose durch die Reaktion zu korrigieren, während man doch zunächst erst die Aufgabe hat, die Zuverlässigkeit der Reaktion zu beweisen.

Es bedarf vor allem der Untersuchung einer großen Anzahl von symptomlosen Spätluetikern ohne jeglichen Anhaltspunkt für eine organische Gehirnerkrankung irgendwelcher Art; es sind also vor allem auszuscheiden alle diejenigen Krankheitsbilder, die man meist als Paralyse oder Lues cerebri verdächtige Neurasthenien bezeichnet, ebenso die Arteriosklerosen und die Epilepsien.

Nach Abzug aller organischen Erkrankungen und derjenigen Fälle, die suspekt in bezug auf organische Erkrankung erscheinen, bleibt nur eine kleine Gruppe von Luetikern der späteren Stadien unter den von Hauptmann austitrierten Fällen übrig; ich konnte etwa zwölf Fälle aus seinen Aufstellungen zusammentragen. Alle verhielten sich negativ. Fränkel fügte einen weiteren Fall von spätlatenter Lues hinzu, der gleichfalls negativ reagierte, und weist auf die Notwendigkeit ausgedehnterer Untersuchungen hin.

Ich konnte nun in den letzteren Jahren 34 Fälle untersuchen, bei denen die Lues jahrelang zurücklag oder kongenitalen Ursprungs war, das Blut positiv reagierte und nichts auf ein organisches nervöses Leiden hindeutete. Es handelte sich zehnmal um manisch depressives Irresein, 18 mal um Psychopathie, Hysterie, psychogene Psychosen und dergleichen, dreimal um Imbezillität, dreimal um Dementia praecox und einmal um Alkoholismus. Die Auswertung wurde meist bis 1,0 ausgeführt, in wenigen Fällen nur bis 0,6. In 31 Fällen blieb der Liquor negativ. In drei Fällen zeigten sich Hemmungen geringen Grades, bei einer psychogenen Haftpsychose, einem Dégénéré mit kongenitaler Lues und schließlich bei einem hypomanischen Kranken. Diese Fälle erschienen klinisch bezüglich einer Komplikation mit Lues cerebrospinalis unverdächtig, es fehlte auch pathologische Zellvermehrung im Liquor. Einer dieser Kranken hatte jedoch deutliche, wenn auch schwache Phase I, ein Verhalten, das, wie ich noch ausführen werde, höchst selten bei einfacher Lues ist und die Annahme eines organischen Prozesses sehr wahrscheinlich macht. Daß es sich bei diesem Kranken und bei den zwei anderen Fällen um eine in Entwicklung begriffene, vorläufig symptomlose Lues cerebrospinalis handelt, ist durchaus möglich und mir zunächst die verständlichste Erklärung für ihr serologisches, von der Regel abweichendes Verhalten. Denn gerade endarteriitische Prozesse haben ja häufig eine lange Latenzzeit, bis es zur klinischen Manifestation kommt, und daß unter einer beliebigen Gruppe von in der Spätlatenz noch im Blute positiv reagierenden Luetikern 9% Anwartschaft auf eine luetische oder metaluetische nervöse Erkrankung haben, entspräche ja auch der Erfahrung. Zudem war die Reaktion nur von mäßiger Intensität, während sie bei manifester Lues cerebrospinalis sehr deutlich zu sein pflegt. Die Fälle werden weiter beobachtet werden müssen.

Danach kann ich also mit einer gewissen Einschränkung, die wohl durch die längere Beobachtung der Fälle noch beseitigt werden mag, die Hauptmannsche Feststellung der negativen Reaktion des ausgewerteten Liquors, soweit es sich um symptomlose Spätluetiker handelt, durchaus bestätigen.

Die Dinge scheinen etwas anders zu liegen bei frischer Syphilis. Wir wissen ja durch Ravauts Untersuchungen, daß im Sekundärstadium der Syphilis 70% aller Syphilitiker eine luetische Meningitis durchmachen, die sich im allgemeinen nur durch die Pleozytose des Liquor äußert. Es scheint, als ob während dieser akut entzündlichen Phasen auch die Wassermannsche Reaktion öfters beim Auswerten des Liquor zu beobachten ist. Die wenigen Fälle Hauptmanns verhielten sich negativ. Boas und Lind untersuchten zwölf Fälle frischer Syphilis, deren Liquor negativ blieb bei einer Auswertung, die allerdings nur bis 0,4 ging. Wechselmann fand in 23% seiner Fälle positiven Liquor, es lagen aber hier immer deutlich zerebrospinale Symptome vor. Auch Dreyfuß sah nur in Fällen mit nervösen Störungen positiven Liquor. Er berichtete über einen Fall von frischer Lues ohne klinische Zerebralsymptome, der trotz der enormen Zellzahl von 438 im Kubikzentimeter negativen Liquor bis 0,8 zeigte. Bergl und Klaußner lassen in ihrer Publikation nicht erkennen, inwieweit ihre Fälle mit positivem Liquor frei von nervösen Erscheinungen waren; siebenmal unter 30 Fällen, von denen 10 Nervensymptome darboten, trat die Reaktion auf. M. Fränkel fand jedoch bei 15 Fällen von frischer unbehandelter Syphilis fünfmal bei der Auswertung positiven Liquor, ohne daß, abgesehen vom Liquorbefund, sich Anhaltspunkte für eine zerebrospinale Erkrankung gewinnen ließen. Auch Zaloziecki und Frühwald fanden bei 30 Sekundärluetikern ohne nervöse Symptome viermal bei der Auswertung des Liquor „geringe Mengen Luesreagine" und zweimal eine deutliche positive Reaktion; da gleichzeitig auch Globulinvermehrung vorlag, nehmen die Autoren eine latente luetische Meningitis an. Die wenigen Fälle, die ich untersuchen konnte, verhielten sich bis 1,0 negativ; von ihnen hatte einer eine sehr bedeutende Pleozytose (366 Zellen im Kubikzentimeter).

Häufig scheint demnach auch in den Frühstadien das Phänomen nicht zu sein, und vermutlich ist sein Auftreten auch hier das Anzeichen schwerer Veränderungen, die über die übliche meningeale Infiltration hinausgehen, aber wohl öfters keine alarmierenden klinischen Erscheinungen machen. Praktisch ist das Verhalten dieser Fälle wenigstens für das psychiatrische Material von geringer Bedeutung, da sich unsere differentialdiagnostischen Schwierigkeiten regelmäßig erst in den späten Stadien der Syphilis einstellen.

Nur bei Lues kombiniert mit tuberkulöser Meningitis und wohl auch mit anderen Meningitisformen nicht gummöser Art ist Vorsicht geboten. Wir wissen, daß hier eine erhöhte Durchlässigkeit der Meningen eintritt, eine Erscheinung, die neuerdings durch Kafka näher studiert worden ist. Schon Zaloziecky hat darauf aufmerksam gemacht, daß die W.-R. in solchen Fällen im Liquor auftreten kann, und ich habe auch schon derartige Fälle mitgeteilt. Es kann nun vorkommen, daß solche Kranke bei einfacher Konzentration negativen Liquor zeigen, der in höherer Konzentration positiv wird, also den Lues cerebri-Befund zeigt. Hauptmann hat eine solche Erfahrung bereits gemacht. Ich habe zwei Luetiker dieser Art beobachtet, die beide erst bei 1,0 eine deutliche positive Reaktion erkennen ließen. Die von Professor Spielmeyer vorgenommene histologische Untersuchung ergab in einem Falle neben dem tuberkulösen Prozeß endarteriitische Veränderungen, die luesverdächtig waren, im anderen Falle jedoch nichts auf Lues Hindeutendes.

Wenn wir also von dieser seltenen Eventualität absehen und ebenso von dem praktisch wenig bedeutungsvollen Verhalten des Liquors in den Frühstadien, so können wir trotz der relativ kurzen Zeit, während der bisher solche Untersuchungen durchgeführt worden sind, sagen, daß eine in höherem Grade positive W.-R. des unverdünnten Liquor bei nicht luetisch affiziertem Nervensystem sich nicht findet; daß schwache Reaktionen ausnahmsweise vorkommen, aber wohl doch auf einen schleichenden Prozeß hinweisen; daß sich spurweise Hemmungen nicht spezifischer Art infolge der hohen Konzentration einstellen können und daher pro et contra Lues cerebrospinalis keine Verwendung finden dürfen.

Damit ist natürlich sehr viel für die Diagnose der Lues cerebrospinalis gewonnen. Das ganze Heer der organischen und funktionellen Erkrankungen bei Luetikern läßt sich nunmehr in recht zuverlässiger Weise von der Lues cerebrospinalis scheiden, und gewisse Schwierigkeiten bestehen nur noch bei der Abgrenzung gegenüber der Tabes und eventuell gegenüber der Paralyse.

Es erübrigt noch zu erörtern, ob bei Lues cerebrospinalis die positive Reaktion des ausgewerteten Liquor so regelmäßig auftritt, daß ihr Fehlen das

Vorliegen dieser Erkrankung ausschließen läßt. Hauptmann neigt dieser Annahme zu, indem er darauf hinweist, daß es sich bei den negativ bleibenden Fällen um abgelaufene Prozesse handelt, und Fränkel ist zu der gleichen Auffassung gelangt. Ich habe bei sehr vorsichtiger Auswahl nur diagnostisch ganz eindeutiger Erkrankungsformen unter 22 Fällen von Lues cerebrospinalis 17 mal positive und fünfmal negative Reaktion feststellen können.

Einer dieser Fälle ist allerdings nicht einwandfrei, da die Auswertung nur bis 0,6 ausgeführt wurde. Hier lag die Infektion 13 Jahre zurück. Seit vier Jahren Schwindelanfälle, Doppeltsehen, Kopfschmerzen. Lichtreaktion linksseitig sehr gering. Spastische Reflexe linkerseits. 200 Zellen, Nonne stark positiv, W.-R. im Blut positiv. Keine Progredienz inzwischen (5½ Jahre).

Bei den übrigen vier bis 1,0 negativ gebliebenen Fällen handelte es sich dreimal um Hemiplegien.

Bei einer Kranken war die Lähmung zwei Jahre nach der Infektion vor sieben Jahren aufgetreten; kurz vor der Untersuchung waren Salvarsaninjektionen gemacht worden, die vielleicht das negative Resultat herbeigeführt hatten. Alle Reaktionen, auch W.-R. im Blut, waren negativ.

Bei dem zweiten Fall lag die Hemiplegie elf Jahre zurück, sie war auch hier wenige Jahre nach der Infektion eingetreten. Progrediente Erscheinungen fehlten; auch hier waren alle Reaktionen negativ.

Bei dem dritten Fall, einem 32 jährigen Dienstmädchen, war eine Hemiplegie flüchtigen Charakters wenige Tage vor der Untersuchung aufgetreten. W.-R. im Blut war positiv, die übrigen Reaktionen negativ.

Der vierte Fall schließlich betraf eine 33 jährige Kranke, die von Hause aus schwachsinnig war und in venere sehr exzediert hatte. Sie bot absolut starre Pupillen und allgemeine Reflexsteigerung. Das Blut reagierte positiv. Zellen und Globulingehalt konnten wegen leichter Blutbeimischung nicht bestimmt werden.

Wenn wir von dem ersten ungenügend ausgewerteten Falle absehen, so können wir bei drei Fällen, besonders bei eins und zwei im Hinblick auf die negative Blutreaktion, mit Wahrscheinlichkeit den luetischen Hirnprozeß als abgelaufen ansehen. Nur Fall 3 ist durch diese Erklärung nicht aus der Welt zu schaffen.

Ich möchte also meinen, daß man zunächst noch etwas vorsichtig sein und nicht mit Sicherheit das Vorliegen eines aktiven luetischen Prozesses im Nervensystem wegen der negativen Liquorreaktion ausschließen sollte. Es ist jedoch auch nach unseren Befunden zuzugeben, daß nur ausnahmsweise die Reaktion ausbleiben dürfte. Der deutlich positive Befund ist wie überall auch hier wertvoller als der negative.

Pleozytose.

Die Häufigkeit, mit der bei Syphilitikern Lymphozytenvermehrung im Liquor anzutreffen ist, hängt durchaus vom Alter der Syphilis ab. Durch die bereits erwähnten Untersuchungen Ravauts wurde festgestellt, daß bei frischer Syphilis die Pleozytose ein ungemein häufiger Befund ist, daß sie in etwa 70% der Fälle vorliegt, auch wenn gar keine klinischen Symptome auf eine Erkrankung des Nervensystems hinweisen. Deutsche Autoren haben in jüngster Zeit diese

Befunde bestätigt (Wechselmann, Dreyfuß, Bergl u. a.). Es scheinen also die Meningen das von der sekundären Syphilis am regelmäßigsten angegriffene Organ zu sein, und selbst die Manifestation auf den Hautdecken tritt dahinter an Häufigkeit zurück.

Die Pleozytose im Sekundärstadium stellt wohl nur ein Phänomen der Allgemeininfektion dar, das nicht identifiziert werden darf mit der luetischen Meningoenzephalitis der Frühperiode. Es ist nun von nicht geringer Wichtigkeit, die Frage zu prüfen, ob auch bei der latenten Spätlues die Pleozytose ein banales Symptom ist, oder ob sie hier eher den Schluß auf luetische Prozesse im Nervensystem gestattet. Handelt es sich doch bei unseren differentialdiagnostischen Erwägungen fast immer um Kranke, bei denen die Syphilis lange Zeit zurückliegt.

Nonne hat früher gelehrt, daß in etwa 40% der Fälle die alten Luetiker ohne organische Erkrankung des Nervensystems Zellvermehrung aufweisen. In seiner jüngsten Publikation sagt er jedoch, daß nach seinen neueren Erfahrungen diese Zahl etwas einzuschränken sei. Nach meinen Erfahrungen ist sein Prozentsatz sogar erheblich zu hoch gegriffen. Ich fand nämlich unter 66 Fällen nur in 9% eine wirklich pathologische, das heißt über 9 Zellen im Kubikmillimeter hinausgehende Lymphozytose, in 10% zeigten sich Grenzwerte (6—9 Zellen) und 81% hielten sich innerhalb der Normalwerte.

Pleozytose bei symptomloser Spätsyphilis ist also nach meinen Erfahrungen eine keineswegs häufige Erscheinung, und sie erscheint mir deshalb einer höheren pathologischen Dignität verdächtig. Vermutlich rekrutieren sich aus diesen Syphilitikern die Spätformen der luetischen und die metaluetischen Erkrankungen des Nervensystems.

Bei der Paralyse ist bekanntlich die Zellvermehrung ein sehr regelmäßiger Befund. Die gewöhnlichen Verlaufsformen zeigen nur höchst seltene Ausnahmen, bei den Fällen mit langsamer Progredienz, den klinisch stationär erscheinenden Bildern, vermißt man die Pleozytose etwas öfter, und sie fehlt nach meinen Erfahrungen auch bei der Paralyse des Seniums in einem höheren Prozentsatz der Fälle. In zweifelhaft liegenden Fällen spricht normaler Zellbefund recht gewichtig gegen Paralyse.

Das Vorliegen einer Lues cerebrospinalis wird hingegen durch das Fehlen der Zellvermehrung keineswegs unwahrscheinlich gemacht. Bei den dem Infektionstermin zeitlich naheliegenden entzündlichen Prozessen ist sie wohl regelmäßig vorhanden und meist von starker Intensität. Späterhin ist ihr Auftreten kein regelmäßiges. Da sie den Ausdruck meningitischer Infiltrationen darstellt, ist es verständlich, daß man sie bei den rein endarteriitischen Erkrankungen des Nervensystems am häufigsten vermißt. Man darf aber nicht soweit gehen wollen, daß man aus dem Fehlen der Zellvermehrung auf ein Unbeteiligtsein der Meningen schließt. Man kann bei den Obduktionen chronische Meningitiden von großer Ausdehnung finden, ohne daß in vivo Zellvermehrung festzustellen war. Vorbedingung ist offenbar eine gewisse Akuität der infiltrativen Vorgänge.

Nach meinen Erfahrungen ist bei einem größtenteils aus späteren Formen sich zusammensetzenden Material in $2/3$ der Fälle Zellvermehrung anzutreffen. Der negative Zellbefund ist also nur mit großer Vorsicht verwertbar. Der positive Befund scheint mir eine etwas höhere differentialdiagnostische Bedeutung zu haben, da er, wie ich bereits hervorhob, bei symptomloser Spätlues sehr viel seltener ist und da bei den gewöhnlich in Differentialdiagnose stehenden organischen Affektionen nicht luetischer Genese hohe Lymphozytenwerte im allgemeinen fehlen.

Nonne's Phase I.

Die große Bedeutung der Globulinreaktion liegt, wie Nonne ausführt, nicht darin, daß sie eine Unterscheidung zwischen organischer syphilogener und organischer nicht syphilogener Erkrankung ermöglicht, sondern darin, daß sie eine Differenzierung zwischen funktioneller und organischer Erkrankung des Nervensystems gestattet. Wie die Erfahrungen fast aller Autoren bestätigen auch die meinigen diese Behauptung.

Am regelmäßigsten findet sich Phase I bei der Paralyse. Unter 254 Fällen, die ich untersuchte, fehlte sie nur dreimal. Von diesen drei Ausnahmen waren dazu noch zwei klinisch außergewöhnliche Formen; eine jugendliche Paralyse, deren Liquor nur in höherer Konzentration W.-R. zeigte und eine Tabesparalyse ohne Pleozytose. Somit verbleibt nur eine typische Paralyse ohne Phase I. Bei Paralyseverdacht läßt daher das Fehlen der Globulinreaktion die Diagnose mit fast völliger Sicherheit ausschließen, in ähnlicher Weise, wie die negative W.-R. im Blut dies gestattet. Fehlende Pleozytose oder fehlende W.-R. im Liquor spricht nicht mit dem gleichen Gewicht gegen Paralyse.

Findet sich Phase I, so muß es sich allerdings durchaus nicht um Paralyse handeln, wohl aber um eine organische Erkrankung des Nervensystems.

Bei der Erörterung dieses sehr wichtigen Satzes wird es zweckmäßig sein, zunächst zu unterscheiden zwischen Fällen mit und solchen ohne Lues.

Bei Nichtsyphilitikern ohne organische nervöse Erkrankung habe ich unter 41 untersuchten Fällen nur einmal positive Phase I beobachtet; sie war nicht stark aber ganz eindeutig; Zellvermehrung fehlte, ebenso natürlich W.-R. in beiden Medien. Klinisch handelte es sich um ein manisches Zustandsbild. Ein derartig vereinzeltes Vorkommen spricht meines Erachtens in Anbetracht des völlig einheitlichen negativen Verhaltens aller übrigen Fälle für eine klinische Fehldiagnose bzw. für eine Komplikation einer Manie mit einem zurzeit nicht diagnostizierbaren organischen Leiden.

Handelt es sich um organische Nervenkrankheiten von Nichtsyphilitikern, so ist starke Phase I auch nur bei bestimmten Formen häufiger anzutreffen. Die infektiösen Meningitiden zeigen sie wohl ausnahmslos. Bei Rückenmarkstumoren fand sie Nonne in der Mehrzahl der Fälle. Bei Gehirntumoren tritt nach Nonne Phase I in schwächerem Grade nicht selten auf. Bei allen sonstigen Gehirn- und Rückenmarkskrankheiten nicht luetischer Genese ist starke Phase I ungewöhnlich und schwache auch nicht gerade häufig. Auch bei der multiplen Sklerose hat Nonne nur in einem Falle stärkere Globulinreaktion feststellen können. Ich fand von zwei Fällen von multipler Sklerose einen in mittlerer Stärke positiv reagierend. Was mein sonstiges Material betrifft, so konnte ich ohne Einrechnung der ausnahmslos positiven Meningitiskranken unter 16 Fällen nur dreimal positive Phase I wahrnehmen. In dem einen Falle lag eine delirante Psychose bei Miliartuberkulose vor, ohne Zellvermehrung, also ohne tuberkulöse Meningitis; im zweiten Falle handelte es sich um eine lobäre Sklerose; im dritten

Falle war die Phase I wohl auf Blutbeimengung zurückzuführen, da eine Pachymeningitis vorlag und der Liquor gelbgefärbt, wenn auch sehr spärlich erythrozytenhaltig war. Ich habe übrigens, wie ich im Gegensatz zu diesem Befunde hervorheben möchte, bei einer Arteriosklerose, die gleichfalls gelbtingierten Liquor offenbar infolge von Blutung darbot, Phase I negativ gefunden. Es kann also anscheinend nach Blutungen die Tinktion noch bestehen, während bereits der Globulingehalt des Liquor zur Norm zurückgekehrt ist. Die sämtlichen von mir untersuchten arteriosklerotischen bzw. senilen Hirnerkrankungen zeigten negative Phase I. Aus meinem übrigen negativen Material seien noch hervorgehoben eine anscheinende septische Enzephalitis (nach Insektenstich) mit Fieber und Pleozytose und zwei Fälle mit Gehirntumoren.

Es unterliegt also wohl keinem Zweifel, daß bei Nichtsyphilitikern eine positive Phase I mit großer Bestimmtheit für eine organische Erkrankung spricht, eine negative Phase I hingegen nicht einmal mit einiger Wahrscheinlichkeit sie auszuschließen gestattet.

Sobald es sich um Luetiker handelt, werden wir vor allem Klarheit darüber schaffen müssen, ob etwa Globulinvermehrung angetroffen werden kann, ohne daß eine nachweisbare luetische Erkrankung des Nervensystems vorliegt. Das scheint im allgemeinen nicht der Fall zu sein. Selbst in den Frühstadien der Lues fehlt für gewöhnlich die Globulinreaktion, wenn nicht nervöse Symptome vorliegen. M. Fränkel, der 14 Fälle der I. und II. Periode untersuchte, erhielt 13 mal negativen Befund; der einzige positive Fall erschien durch eine sehr hohe Pleozytose und durch das Auftreten der W.-R. bei der Auswertung einer symptomlosen Lues cerebrospinalis verdächtig. Zaloziecky und Frühwald prüften 30 nervengesunde Sekundärluetiker; 23 zeigten negative Phase I; in 5 Fällen war Phase I fraglich und vier von diesen ließen auch bei der Auswertung schwache W.-R. erkennen; ausgesprochen positiv war Phase I nur in zwei Fällen, in denen auch alle übrigen Reaktionen deutlich positiv verliefen, weshalb die Autoren wohl mit Recht einen latenten Prozeß annahmen. Boas und Lind fanden positive Phase I unter zwölf verschiedenen Perioden angehörenden Fällen einmal.

In der Spätlatenz der Syphilis tritt, wie mit Nonne wohl alle Autoren übereinstimmen, Phase I nur ausnahmsweise auf. Nonne selbst verfügt nur über zwei Beobachtungen in seinem großen Material, und eine von ihnen bezieht sich auf einen luetischen Alkoholisten mit Pupillenstörungen, die sehr wohl syphilogen sein konnten. Eichelberg und Pfördtner sahen bei Neurasthenie und Lues zweimal positive Phase I. Die übrigen Autoren, Aßmann, Wolf, Kafka, Hauptmann u. a. beobachteten keine Ausnahmen.

Wir selbst können über 44 Fälle berichten; hierunter befanden sich keine irgendwie organischer Erkrankung verdächtigen Formen, also auch keine Epilepsie oder Arteriosklerose. Durchwegs waren es Fälle ohne luetische Manifestation, und sie gehörten mit wenigen Ausnahmen den Spätstadien an; einige kongenitale Syphilitiker befanden sich unter ihnen. Phase I fiel völlig negativ in 42 Fällen aus. In den beiden Fällen mit regelwidrigem Verhalten handelte es sich um einen Kranken mit manisch-depressivem Irresein (W.-R. Blut +; W.-R. Liquor 0 [nicht ausgewertet]; 6 Zellen) und um einen Hysterischen (W.-R. im Blut +; W.-R. im Liquor 0 bis zu 0,6; 2 Zellen). Ich habe persönlich kaum einen Zweifel, daß in diesen klinisch symptomlosen Fällen doch latente organische Prozesse spielen, denn es wäre sehr verwunderlich, wenn sich unter 44 anscheinend nervengesunden Luetikern nicht wenigstens einige mit symptomlosen Veränderungen am Nervensystem befänden.

Ich muß also Nonne durchaus recht geben, daß zum mindesten bei der latenten Syphilis die Phase I negativ ausfällt und daß die spärlichen Ausnahmen von der Regel einer sehr sorgfältigen Weiterbeobachtung bedürfen.

Nach diesen einleitenden Erörterungen können wir uns nun der Frage zuwenden, was uns die Phase I für die Diagnose der Lues cerebrospinalis leistet. Phase I scheint bei nervösen Erkrankungen der frischen Syphilis, wo es sich wohl vorwiegend um meningitische Formen handelt, fast stets positiv auszufallen (Wechselmann, Dreyfuß, Bergl u. a.). In den späteren Stadien scheint sie um so seltener aufzutreten, je mehr die endarteriitischen Veränderungen die meningitischen überwiegen. Nonne erklärt, die Phase I finde sich bei Lues cerebrospinalis fast stets, bei den endarteriitischen Formen sei sie nicht ganz selten negativ. Nach unseren Erfahrungen kann sie jedoch auch bei bestehender Pleozytose also trotz meningealer Infiltrationen fehlen. Es mag mit einer zufälligen Konstellation unseres Materials zusammenhängen, daß wir Phase I bei Lues cerebri recht häufig vermißten. Wir hatten unter 28 Fällen nur 11 positive, somit ungefähr 40%. Das Fehlen der Phase I spricht nach unseren Erfahrungen also nicht im entferntesten gegen das Vorliegen einer luetischen Gehirnerkrankung, der positive Ausfall ist hingegen im Hinblick auf das Verhalten der nervengesunden Luetiker ein sehr ernst zu nehmendes Symptom.

Zusammenfassung.

Das einzige diagnostische Merkmal ersten Ranges für Lues cerebrospinalis ist das Auftreten der W.-R. im ausgewerteten Liquor. Soweit ein metaluetischer Prozeß nicht in Frage kommt, ist die Beweiskraft dieses Symptoms eine sehr große. Auch im negativen Sinne ist das Symptom zu verwerten, indem sein Fehlen in verdächtigen Fällen das Vorliegen einer Lues cerebrospinalis sehr unwahrscheinlich macht.

Dahinter treten die übrigen Reaktionen an Bedeutung weit zurück. Phase I und Pleozytose sind schon mit Rücksicht auf die ihnen für Lues fehlende Spezifität nur mit Vorsicht zu deuten. Im Ensemble der diagnostischen Merkmale wird jedoch das Auftreten der Phase I, da es einen organischen Prozeß anzeigt, oft von erheblichem Nutzen sein, so wenig auch, — wenigstens nach unseren Erfahrungen — das Fehlen der Phase I besagt. Die Pleozytose ist wegen ihrer relativen Seltenheit bei nervengesunden Luetikern der Spätlatenz von einiger Bedeutung für die Annahme organischer Veränderungen, aber man wird sie nur als ein unterstützendes Merkmal betrachten können und nie eine selbständige Rolle spielen lassen dürfen; nur sehr hohe Zellwerte sind als ernsthaft suspekt zu bezeichnen. Normaler Zellwert findet sich oft genug bei Lues cerebri, so daß er eine Ablehnung dieser Diagnose durchaus nicht erlaubt. Das Auftreten der W.-R. im Blut ist bekanntlich nur für die Diagnose der Syphilis im allgemeinen beweisend und läßt daher die Diagnose der Hirnsyphilis im besonderen nicht ohne weiteres zu. Das Fehlen der W.-R. im Blut spricht allerdings mit 80% Wahrscheinlichkeit gegen Lues cerebrospinalis.

Wenn wir eine Skala der Wertigkeit der verschiedenen Reaktionen aufstellen wollen, so müssen wir demnach unterscheiden, was das Auftreten der Reaktionen für und was ihr Fehlen gegen die Diagnose besagt.

Im positiven Sinne ist die Reihenfolge:

1. W.-R. im ausgewerteten Liquor,
2. Phase I,
3. Pleozytose,
4. W.-R. im Blut.

Im negativen Sinne ist die Reihenfolge:

1. W.-R. im ausgewerteten Liquor,
2. W.-R. im Blute,
3. Pleozytose,
4. Phase I.

Die bisherigen Anschauungen über das Auftreten paranoider beziehungsweise akustisch-halluzinatorischer Psychosen im Gefolge der Syphilis.

Es kommt mir in dieser Veröffentlichung darauf an, durch Mitteilung geeigneter Fälle die Aufmerksamkeit auf die Frage zu lenken, ob die Syphilis imstande ist, Psychosen zu erzeugen, die vorwiegend durch Gehörstäuschungen und Wahnvorstellungen charakterisiert sind und nicht den Ausgang in paralyseähnliche Demenz nehmen. Es handelt sich hier gewiß nicht um eine neue Fragestellung, sondern nur um eine Wiederaufnahme des Verfahrens unter günstigeren Bedingungen. In der Literatur findet sich bereits eine recht erhebliche Zahl von Fällen, die vermutlich mit den meinigen übereinstimmen, aber infolge der zur Zeit ihrer Beobachtung noch nicht ausgebildet gewesenen Untersuchungstechnik nicht eindeutig beurteilt werden können. Meist wurden solche Krankheitsformen allerdings überhaupt nicht der Hirnsyphilis zugerechnet. Inwieweit sie rein symptomatologisch gekennzeichneten Krankheitsbegriffen eingeordnet wurden, will ich nicht erörtern. Sehr bedeutsam erscheinen mir jedoch zwei Krankheitsformen, die, wie mir scheint, die Mehrzahl der Fälle verschlungen haben, nämlich die Paralyse und die Tabespsychose. Noch jetzt ist die Konkurrenz dieser beiden Erkrankungen so wesentlich und zumal die Erörterungen über die Tabespsychosen sind so eng verwandt denen über die Existenzberechtigung und über die klinischen Formen der uns hier interessierenden Krankheitsbilder, daß es mir angezeigt erscheint, zunächst zu der Paralyse mit Gehörstäuschungen und den Tabespsychosen Stellung zu nehmen.

Paralysen mit Gehörstäuschungen.

Die Frage, in welcher Häufigkeit sich bei der progressiven Paralyse Gehörstäuschungen finden, ist bisher, soweit ich die Literatur übersehe, nicht zum Gegenstand genauerer Untersuchungen gemacht worden. In der Mehrzahl der zusammenfassenden Arbeiten wurden bei zahlenmäßigen Angaben die Trugwahrnehmungen auf den verschiedenen Sinnesgebieten vereint angeführt.

So meint Obersteiner, in etwa 10% dürften sicher Halluzinationen vorkommen; sie seien allerdings schwer von Pseudohalluzinationen (lebhaften Vorstellungen) und Erinnerungstäuschungen zu unterscheiden; bei genauerer Prüfung werde man manches, was anfänglich als Halluzination imponiere, anders auffassen müssen.

Kraepelins Erfahrungen stimmen mit denen Obersteiners ungefähr überein; in 10% der Fälle seien Halluzinationen auf einem oder dem anderen Sinnesgebiete nachweisbar. Gehörstäuschungen seien etwas häufiger als solche des Gesichts, und es handle sich dabei manchmal um Trinker, so daß an eine Verbindung mit alkoholischen Störungen gedacht werden müsse. Es scheine auch, daß Gehörstäuschungen auftreten können, wenn der Krankheitsvorgang in besonderem Maße den Schläfenlappen befalle; endlich könne auch unter Umständen die Verbindung mit luetischer Endarteriitis in Frage kommen.

Ziehen nimmt an, daß in einem Viertel aller Fälle sich Sinnestäuschungen mit Sicherheit nachweisen lassen, fügt aber besonders bezüglich der von ihm als die häufigste Form der Sinnestäuschungen bezeichneten taktilen Halluzinationen hinzu, daß es sich oft sehr schwer entscheiden lasse, ob es sich nicht vielleicht doch um wahnhafte Auslegungen handle. Visionen und Phoneme seien etwa gleich häufig. Wie oft er sie gefunden, teilt Ziehen nicht mit.

Junius und Arndt geben an, daß sie „Sinnestäuschungen verschiedener Art" bei paralytischen Männern in 177 von 1036 Fällen, somit in 17% gefunden haben; 54 von den halluzinierenden Paralytikern seien schwere Trinker gewesen. Halluzinierende weibliche Paralysen haben sie noch etwas häufiger beobachtet, 121 unter 452 Fällen = 27%; bei neun Frauen lag starker Alkoholabusus vor. Nähere Angaben über die Beobachtungen werden nicht gemacht.

Jahrmärker hält die Zahl der Paralysen mit Sinnestäuschungen für sehr klein. Er konnte bei seinem Material in keinem Falle das, was als „Stimmen" von den Kranken geäußert wurde, als Phoneme anerkennen. Wo wirkliche Sinnestäuschungen vorkämen, sei der Alkohol als komplizierendes Moment in Betracht zu ziehen. Die Frage des Vorkommens wirklicher Halluzinationen bei Paralyse bedürfe seines Erachtens noch einer sehr kritischen Sichtung, auch mit Rücksicht auf die Differentialdiagnose gegenüber der Lues cerebri.

Um den allgemeinen Eindruck von der Seltenheit des Auftretens akustischer Halluzinationen, den auch ich im Laufe der Jahre empfangen hatte, auf seine Berechtigung zu prüfen, unterzog ich die Krankengeschichten des im Laufe von sechs Jahren (1904—1909) in unsere Klinik aufgenommenen Paralytikermaterials einer genauen Durchsicht. Zur Prüfung gelangten 503 männliche und 210 weibliche Kranke, insgesamt 713 Fälle.

Gar nicht selten stieß ich auf Fälle, die Angaben über unbestimmte Phoneme machten, Sausen in den Ohren, „Gefühl in den Ohren, als wenn ein ganz dummes Blech alleweil hineinhaut", Klavierspiel, Singen, Glockengeläute, Orgelspielen, Hundebellen, unter dem Bett Musikspielen, Schießen, Dynamitexplodieren und dergleichen.

Soweit worthafte Halluzinationen angegeben wurden, ließen sie sich meist als Konfabulationen ohne weiteres erkennen, indem sie als Teilerscheinungen von szenenhaften, komplizierten Erlebnissen figurierten, deren Inhalt in der Mehrzahl der Fälle größenwahnhaften Charakter trug. Oder man gewann den

Eindruck, die Stimmen seien auf verifizierte Träume zurückzuführen, so wenn ein Kranker angab, er höre Stimmen, aber nur im Schlafe. Vielfach konnten bei oberflächlicher Beobachtung die der jeweiligen Gemütslage der Kranken angepaßten Deutungen von Gesprächen benachbarter Patienten als wirkliche Phoneme angesehen werden. Bei näherer Untersuchung stellte sich dann heraus, daß tatsächliche Äußerungen im Sinne der Eigenbeziehung verwertet waren, wobei die häufig mangelhafte Auffassung den Vorgang anscheinend erleichterte. So erzählte ein depressiver Paralytiker, er habe von seinem Nachbar gehört, er werde in einer Stunde hingerichtet, seine Sterbeglocke habe schon geläutet. Der Nachbar hatte nun wirklich von Glockenläuten gesprochen, und zwar hatte er darüber geklagt, daß er das in seinem Kopf hörte. Beim Befragen konnte der „halluzinierende" Paralytiker auch nur diese Angabe bestätigen; er wisse aber schon, was das bedeute, meinte er; denn, wenn er nicht damit gemeint wäre, würde es nicht immer wieder gesagt werden.

Bei der Beobachtung deliranter Phasen erregter benommener Paralysen hatte man öfters den Eindruck akustischen Halluzinierens, wie auch nach dem Ablauf solcher Zustände von den Kranken selbst wiederholt Angaben gemacht wurden, die auf Gehörstäuschungen hinwiesen. Die Täuschungen waren aber in keinem Fall auf das Gehör beschränkt, sondern regelmäßig mit Gesichtstäuschungen vergesellschaftet, einige Male auch mit Geruchs- und Gefühlshalluzinationen. Die Gesichtstäuschungen prävalierten regelmäßig und erinnerten in ihrer Form oftmals an Trinkerdelirien, auch bei Nichtalkoholikern.

Wenn man nun von alledem, was Konfabulationen, Träumen, Eigenbeziehungen und Zuständen tieferer Bewußtseinsstörung entstammte, absah und nur die Fälle berücksichtigte, bei denen von besonnenen Paralytikern dinstinkte verbale Phoneme vorgebracht wurden, so blieb eine Gruppe von nur 10 Fällen übrig.

Bei drei dieser Kranken handelte es sich offenbar um alkoholische Beimischungen; zwei waren schwere Schnapstrinker und der dritte hatte unsinnige Mengen von Rotwein konsumiert. Die Phoneme traten bei ihnen im Beginn der Erkrankung auf und verschwanden sehr bald. Es waren regelmäßig Stimmen beschimpfenden Inhalts, die gesprächsweise über die Kranken in der dritten Person geäußert wurden. „Seht, da wohnt der St., der sich so aufgeführt hat." „Er hat Syphilis," sagte die eine Stimme; „Das glaube ich nicht," antwortete die andere Stimme. „Jetzt ist er wieder da." „Jetzt paßt er wieder auf." Entsprechende Verfolgungsideen sehr oberflächlicher Art wurden gleichzeitig vorgebracht und schwanden mit den Phonemen. Bemerkenswert ist, daß diesen paralytischen Alkoholikern Gesichtstäuschungen fehlten.

Wie die Weiterverfolgung der übrigen sieben Fälle ergab, war viermal die Paralysediagnose zu Unrecht gestellt worden.

Bei einem Kranken wurde die Diagnose späterhin korrigiert und lautete auf alkoholischen Schwächezustand bei einem Imbezillen. Der Kranke befindet sich jetzt, nach Verlauf von sechs Jahren, unverändert in der Anstalt.

Der nächste Kranke litt an einem Depressionszustand, den wir verkannt hatten. Er hat inzwischen noch mehrere Depressionszustände durchgemacht, die regelmäßig von reichlichen Gehörstäuschungen begleitet waren. In den Zwischenzeiten war er völlig einsichtig und zeigte keinerlei geistige Schwächeerscheinungen. Er ist seit einem Jahre mit Ausnahme leichter depressiver Schwankungen gesund. Es sind inzwischen fünf Jahre verflossen.

Besonders überraschend war das katamnestische Resultat bei dem dritten Falle. Es handelte sich um eine 37jährige Frau, die, abgesehen von den Gehörstäuschungen, ein typisch paralytisches Bild zu bieten schien mit artikulatorischer Sprachstörung und Schriftstörung, Indolenz, Versagen schon bei einfacheren geistigen Operationen, zeitweiliger Benommenheit usw. Die Pupillen reagierten allerdings gut, und der Zellbefund war negativ. Auf unsere Anfrage schrieb uns kürzlich der Ehemann — $7\frac{1}{2}$ Jahre sind inzwischen verstrichen —, seine Frau sei völlig gesund, und von der Krankheit sei nichts mehr zu merken. Die Frau war seinerzeit gegen unseren Rat von dem Manne nach Hause genommen worden. Um was es sich in Wirklichkeit damals gehandelt hat, vermag ich nicht zu sagen.

Bei dem vierten Falle dürfte wohl eine Lues cerebri von uns irrtümlich als Paralyse angesehen worden sein. Die Kranke lebt jetzt — nach acht Jahren — noch, befindet sich zu Hause, und der Mann teilte uns mit, sie sei von Zeit zu Zeit sehr aufgeregt und überhaupt sehr nervös, sei erblindet und der linke Arm sei gelähmt.

Nach Abzug dieser sieben Fälle, von denen vier Fehldiagnosen waren und drei offenbar auf alkoholischer Basis halluzinierten, blieben somit nur drei unter den 713 Fällen übrig, bei denen die Gehörstäuschungen auf einen paralytischen Prozeß zurückgeführt werden konnten.

Aber auch von diesen Fällen ist noch einer bezüglich der Diagnose nicht ganz einwandfrei; wir hatten seinerzeit, vor fünf Jahren, uns nicht sicher für Paralyse entscheiden können. Die Phoneme waren außerordentlich zahlreich, es bestand ein sehr ausgeprägter, depressiver Affekt, die Pupillen waren absolut starr. Der Kranke lebt noch in einer Anstalt, zeigte häufigen Wechsel von expansiven, manisch gefärbten Erregungszuständen mit unsinnigen Größenideen und von depressiven Phasen, zwischen die sich gute Remissionen einschoben; er ist jetzt jedoch erheblich schwachsinnig. Immerhin ist die Dauer so lange und der Verlauf so wenig typisch, daß man wohl einen dringenden Verdacht auf das Bestehen einer Paralyse hegen, aber ein ganz sicheres Urteil nicht abgeben kann.

Bei zwei Kranken jedoch ist an der Diagnose Paralyse ohne Alkoholismus kein Zweifel.

Beide Fälle sind in vielfacher Hinsicht bemerkenswert. Der eine dieser Kranken war Arzt und von Jugend auf mit einem Psychiater befreundet, der die Entwicklung der Erkrankung von der Infektion ab mit beobachtete. Nach den Angaben dieses Kollegen traten schon sehr bald nach der Infektion Augenmuskellähmungen und supraorbitale Neuralgien auf, die auf Hg regelmäßig prompt zurückgingen. Als die ersten psychischen Erscheinungen der Paralyse sich einstellten, nahm der genannte Arzt manisch-depressives Irresein an; später, als an der Paralyse kein Zweifel mehr sein konnte, vertrat er die Auffassung, es müsse sich um eine Komplikation von gummöser Hirnlues und Paralyse handeln.

Die Entwicklung der Gehörstäuschungen konnte an eine periphere Anregung denken lassen. Zuerst stellte sich eine außerordentliche Hyperästhesie gegenüber Geräuschen ein. Jedes Geräusch empfand er als schmerzhaft, das Auf- und Zumachen der Türen, das Sprechen der Pfleger in der Küche, das

Gehen der Patienten auf den Gängen, sogar das Ticken eines Regulators, der außerhalb des Zimmers am Gang angebracht war. Außerdem klagte er über Ohrensausen linkerseits. Die spezialärztliche Ohrenuntersuchung ergab keine wahrnehmbaren Veränderungen. Dann ließen die Klagen über Ohrensausen nach, und es traten Gehörstäuschungen auf. Er hörte eine Menge Äußerungen, die sich auf seinen Zustand bezogen. „Der Dr. von E. hat Lues", „er ist nervös, denn er bekommt Jodipin eingespritzt", „er hat getobt, muß mit einer Pflegerin ins Irrenhaus, ist tobsüchtig, hat progressive Paralyse" usw. Auf Vorstellungen, daß es sich um Trugwahrnehmungen handle, entgegnete er, er höre doch alles ganz genau, denn er höre auf dem rechten Ohre sehr gut, nur links höre er infolge des Ohrensausens schlechter.

Diese Beobachtungen wurden in einer Privatanstalt gemacht, bevor der Kranke zu uns überführt wurde. Wir konnten nichts Sicheres hinsichtlich Stimmen nachweisen, der Kranke befand sich allerdings meist in einem Zustand ängstlich verworrener Erregung, in dem er schwer zu fixieren war. Er äußerte allerlei unsinnige Verfolgungsideen und hypochondrische Wahnbildungen.

In dem vorgeschrittenen Stadium, in dem wir den Kranken sahen, war der psychische und körperliche Befund eindeutig paralytisch; auch die vier Reaktionen waren positiv.

Die später von Alzheimer vorgenommene histologische Untersuchung ergab typische paralytische Veränderungen ohne Komplikation mit luetischen.

Erwähnenswert ist, daß der Vater des Kranken, der gleichfalls Arzt war, im höheren Lebensalter an einem schweren depressiven Erregungszustand von ausgesprochen paranoidem Charakter mit massenhaften Gehörstäuschungen psychisch erkrankte. Die hypochondrischen Wahnideen stimmten zum Teil in auffallender Weise mit denen des Sohnes überein, und die Syphilis spielte auch hier zumal bei den Stimmen eine große Rolle. Der Vater genas nach etwa $^3/_4$ jähriger Dauer der Psychose und starb sechs Jahre später an einer Pneumonie.

Auch bei dem zweiten halluzinierenden Paralytiker haben die ersten Störungen relativ frühzeitig eingesetzt. Vier Jahre nach der Infektion kam ein neurasthenisches Krankheitsbild zur Entwicklung, das bald in eine durchaus besonnene Halluzinose überging. Es handelte sich meist um Flüsterstimmen von Bekannten, oft auch habe er den Kaiser flüstern hören. Er spreche über Militärverhältnisse etc. Wenn er zu Hause einen Zeitungsartikel lese und sich ein Urteil darüber mache und er dann einen „Rapport" mit dem Kaiser herstelle, so höre dieser es und gebe ihm auch Antwort darauf.

Zwei Jahre nach Beginn der Erkrankung kam er zu uns. Die psychischen Defekte waren noch nicht bedeutend, aber doch so, daß sie im Verein mit den körperlichen Zeichen (Lichtstarre, Mitbewegungen, Tremor) für die Diagnose ausreichten.

Er hat noch eine sehr gute Remission, in der er $2\frac{1}{2}$ Jahre Dienst als Bahnmeister tat, bekommen und ist dann nach einem paralytischen Anfall schnell verblödet.

Auch dieser Kranke hatte in seiner nahen Verwandtschaft paranoide Halluzinanten. Zwei Vettern, Söhne eines Vatersbruders, befanden sich in der Erlanger Anstalt bis zu ihrem Tode.

Aus diesen Untersuchungen ergibt sich wohl in zuverlässiger Weise, daß distinkte Gehörstäuschungen bei Klarheit des Bewußtseins eine ganz seltene

Erscheinung der Paralyse sind, eine so seltene, daß ihr Auftreten zur sorgfältigen Revision der Diagnose in jedem Falle Anlaß geben muß.

Die Ausnahmen, die ich fand, unter denen sich allerdings ein zurzeit noch nicht als Paralyse völlig sicher gestellter Fall befindet, sind auch in ihrem Verlauf ungewöhnlich. Fall 1 dauert nunmehr fünf Jahre, bei Fall 2 traten Hirnnervensymptome schon sehr bald nach der Infektion zutage und bei Fall 3 ist neben dem frühzeitigen Beginn der Erkrankung (Intervall vier Jahre) eine durch Dauer und Intensität ungewöhnliche Remission bemerkenswert. Bei den beiden letzten Fällen sahen wir das Auftreten nicht paralytischer halluzinatorischer Psychosen bei nahen Verwandten.

Die Seltenheit akustischer Trugwahrnehmungen, der ungewöhnliche Verlauf, den die wenigen halluzinierenden Fälle bieten, sowie das Auftreten äußerlich ähnlicher Symptombilder bei endogenen Psychosen Verwandter läßt daran denken, daß wir in den Halluzinationen der Paralytiker eine eigenartige Reaktionsweise infolge einer besonderen Veranlagung zu sehen haben. Die Beobachtungen erinnern an die vorläufig noch sehr mangelhaft fundierten Vorstellungen, die man sich über die Beziehungen degenerativer Anlagen zur Paralyse gemacht hat. Manche Autoren gehen ja bekanntlich so weit, daß sie einen Antagonismus annehmen zwischen psychopathischer Veranlagung und Erkrankung an Paralyse, die Psychopathie verleihe geradezu Immunität gegenüber Paralyse. Diese allgemein gehaltenen Hypothesen, de lediglich an gewissen Eindrücken haften, besagen ja wenig. Mehr Beachtung verdienen die Beobachtungen über das seltene Vorkommen von Kombinationen zwischen manisch depressivem Irresein und Paralyse. Daran ist wohl nicht zu zweifeln, daß ungemein selten bei einem zu irgend einer Zeit seines Lebens im Sinne des manisch-depressiven Irreseins erkrankt gewesenen Individuum, später eine Paralyse zur Entwicklung kommt. A. Pilcz hat bei seinen bis 1899 reichenden Literaturstudien nur einen einzigen zuverlässigen Fall auffinden können, der in einer holländischen Doktordissertation erschienen war. Daß man andererseits die zirkuläre Verlaufsform der Paralyse in Beziehung zum manisch-depressiven Irresein bringt und mit einer latenten Anlage den atypischen Verlauf erklären will, ist naheliegend. Man könnte sich ja denken, daß der höhere Grad der Veranlagung, der sich in dem Befallensein des Individuums selbst äußert, eine Paralyse überhaupt nicht aufkommen läßt, und daß ein geringerer Grad der Veranlagung, der nur in Psychosen von Verwandten sich dokumentiert, zu einer milderen Erkrankungsform, zu zeitweisen Stillständen verhilft.

Diese Fragen sind noch nicht spruchreif und nur durch eine sehr exakte und weitgehende Familienforschung klarzulegen. Mir scheinen nach den mitgeteilten Erfahrungen neben den zirkulären auch die spärlichen wirklich akustisch halluzinierenden Paralytiker Interesse für die Stammbaumforschung zu bieten.

Wenn wir annehmen, daß eine schwere degenerative Veranlagung den Verlauf der Paralyse umgestalten und fremdartige Beimischungen den paralytischen Symptomen zufügen kann, so muß uns das doch wohl zu einer gewissen Vorsicht mahnen und uns daran denken lassen, daß solche Fälle wegen ihres abweichenden Verhaltens zuweilen gar nicht für Paralysen gehalten werden. Insbesondere ist die Entwicklung der Paralyse bei manisch-depressiv erkrankt gewesenen Personen vielleicht doch nicht so ungeheuer selten, und es scheint uns nur so, weil wir die Fälle infolge ihrer ungewöhnlichen klinischen Gestaltung nicht als Paralysen erkennen.

Ich verfüge in dieser Richtung über eine eigene Erfahrung, deren Mitteilung auch wegen der Frage der Differentialdiagnose zwischen Paralyse und Lues cerebri lehrreich ist. Es war eine Kranke, bei der ich erwog, ob ich sie nicht unter die halluzinatorisch paranoiden Formen dieser Zusammenstellung einreihen sollte, während in unserer Klinik die offizielle Diagnose „Zirkuläre Depression, Lues" gelautet hatte. Die histologische Untersuchung ergab später das Vorliegen einer Paralyse. Die bei der Aufnahme in die Klinik 47 Jahre alte Kranke war schon vor 12 Jahren einmal vorübergehend geistig erkrankt gewesen. Es handelte sich damals um einen Depressionszustand mit schweren Versündigungsideen und lebhafter ängstlicher Erregung ohne Sinnestäuschungen; die Dauer der Störung betrug ungefähr sechs Monate. Danach war sie völlig gesund. Vor acht Jahren, somit drei Jahre nach der ersten psychischen Erkrankung akquirierte sie Lues, nachdem ihr Mann sich ein Jahr vorher infiziert gehabt hatte. Neuerdings erkrankte sie psychisch im Anschluß an eine rechtsseitige Hemiplegie. Die Lähmungserscheinungen bildeten sich in einigen Wochen völlig zurück, so daß von ihnen bei der etwa acht Wochen später erfolgten Aufnahme in die Klinik nur noch eine rechtsseitige Reflexsteigerung Kunde gab. Auch die nach dem Anfall aufgetretenen aphasischen Störungen waren bis auf eine leichte artikulatorische Unsicherheit bei schwierigen Paradigmaten verschwunden. Seitens der Pupillen bestand Anisokorie und wenig ausgiebige Lichtreaktion. Weiterhin fand sich noch Tremor der Zunge und Abweichen derselben nach rechts, sowie Hypalgesie der unteren Extremitäten. W-.R. im Liquor negativ (nicht ausgewertet), im Serum positiv. Starke Pleozytose (169 Zellen im Kubikmillimeter). Hinsichtlich der psychischen Störungen standen ganz ähnliche Versündigungsideen wie bei der ersten Erkrankung im Vordergrund, jedoch waren diesmal objektive Hemmungserscheinungen, verbunden mit schwerem Insuffizienzgefühl, entwickelt, während seinerzeit die Kranke psychomotorisch erregt gewesen war. Ferner traten bei der diesmaligen Erkrankung optische und auch akustische Sinnestäuschungen auf, die früher gefehlt hatten. Die Kranke gab an, daß sie seit einigen Wochen, seitdem sie sich Vorwürfe wegen unreiner Gedanken machen müsse, Stimmen höre. Es seien böse Geister, die ihr Vorhaltungen machten und sie beschimpften; meist höre sie eine innere Stimme, die sage: „Du bist ein sündhafter Mensch, ein böser Mensch, du kommst in die Hölle." Sie habe auch die bösen Geister gesehen, sie hätten absonderliche Köpfe gehabt, meist solche von Tieren und hätten schrecklich gebrüllt. Die Auffassung erschien wenig gestört, Bewußtseinstrübung bestand nicht. Die intellektuellen Leistungen waren dürftig, aber es war nicht zu entscheiden, inwieweit Ausfälle bestanden oder die Unfähigkeit durch Hemmung bewirkt war. Die Kranke lebte nach der Überführung in die Anstalt noch sechs Monate und bot während dieser Zeit das gleiche depressive Bild. Über Sinnestäuschungen findet sich nichts in den Aufzeichnungen vermerkt. Der Tod erfolgte dann plötzlich unter den Symptomen einer Hirnblutung.

Die histologische Untersuchung (Professor Spielmeyer) ergab eine wenig extensive und wenig intensive Paralyse und ausgedehnte Arteriosklerose. Die paralytischen Veränderungen waren nur in einzelnen Windungen (Stirnhirn,

Schläfenlappen, hintere Zentralwindung) deutlich ausgesprochen, aber auch hier von geringer Intensität; Stäbchenzellen waren ganz spärlich, Gefäßneubildungen fanden sich nicht. Die Pia erschien auch an den Windungen ohne deutliche paralytische Veränderungen, zumeist mit geringen Mengen von Infiltrationszellen durchsetzt. Die arteriosklerotischen Veränderungen waren fast überall im Großhirn, sowohl im Mark wie in der Rinde ziemlich erheblich; an einzelnen Stellen fanden sich Reste alter Erweichungen.

Die negative W.-R. im Liquor erklärt sich wohl aus der Dürftigkeit der paralytischen Veränderungen.

Wir sehen, daß hier eine dreifache Ätiologie für die Gestaltung der Psychose in Rechnung zu ziehen ist, die manisch-depressive Veranlagung, die Arteriosklerose und die Paralyse. Man kann daher Zweifel hegen, ob die für die Paralyse ungewöhnlichen halluzinatorischen Elemente hier überhaupt mit Notwendigkeit auf den paralytischen Prozeß zu beziehen sind. Zum mindesten wird man — worauf ja auch die familiäre Belastung der beiden oben erwähnten halluzinierenden Paralysen hinwies — für ihr Auftreten eine degenerative Grundlage besonderer Art verantwortlich machen können.

Solche vereinzelte Erfahrungen berechtigen sicherlich nicht zu der Auffassung, daß halluzinatorische Zustandsbilder bei Paralysen in nennenswertem Umfange vorkommen, und daß eben nur unsere mangelhafte klinische Diagnostik solchen atypischen Formen gegenüber versagt. Es handelt sich vielmehr, wie man wohl bestimmt annehmen darf, um höchst seltene Vorkommnisse, und die Meinung, daß akustische Trugwahrnehmungen ohne Bewußtseinstrübung der Paralyse fremd sind, kann durch sie keine wesentliche Einschränkung erfahren.

Tabespsychosen.

Die Diskussion um die Frage der Existenz „echter Tabespsychosen" ist recht unfruchtbar verlaufen. Daß eine Diskussion überhaupt entstand, ist einmal dadurch gekommen, daß eine Anzahl von Autoren nicht glauben wollte, daß es chronische Psychosen bei Tabikern gibt, die nicht Paralysen seien. Dies wurde jedoch bald allgemein eingesehen. Der Hauptgrund für die Entstehung von Erörterungen lag aber darin, daß Psychosen von einer gewissen Eigenart häufig sich gerade bei Tabes fanden, oder besser gesagt, daß unter den Psychosen bei Tabikern eine Form stark prävalierte. Es waren dies chronische paranoide Psychosen mit massenhaften Trugwahrnehmungen auf allen Sinnesgebieten.

Es fiel dabei besonders auf, daß die Sinnestäuschungen und die Verfolgungsideen oft einen gewissen Anschluß an tabische Sensationen erkennen ließen. Die Parästhesien, die lanzinierenden Schmerzen, die intestinalen Beschwerden wurden für die Wahnbildung verwertet. Zudem wurde betont, und das geht auch aus dem Studium der veröffentlichten Fälle als zweifellos richtig hervor, daß Gesichtstäuschungen sich besonders häuften bei Erkrankungen des Optikus und bei Erblindeten recht oft angetroffen werden.

Diese Beobachtungen verleiteten Pierret zu seiner bekannten Hypothese über die Entstehung der Tabespsychosen. Nach Pierret (zit. bei Cassirer) beginnt das Delir mit einem melancholischen Zustand, der seine Berechtigung in all den Leiden findet, die der Kranke zu erdulden hat. Die geistige Störung wird progredient in dem Maße, als die einzelnen Sinne durch tabische Sensationen affiziert, diese abnormen Empfindungen illusionistisch umgedeutet werden; seine Schmerzen schreibt der Patient imaginären Feinden zu, die Amblyopie gibt die Ursache für die Gesichtshalluzinationen usw. Der Verfolgungswahn, der auf dieser Grundlage entsteht, ist gekennzeichnet durch die Natur der Halluzinationen, die Realität der sensiblen und sensorischen Störungen und die Intermittenz der Wahnbildung.

Diese Lehre von einer gewissermaßen psychogenen Entstehungsweise war natürlich unhaltbar, und es blieb von ihr nur soviel übrig, daß man konzedierte, daß häufig tabische Sensationen Material für die symptomatologische Gestaltung der Psychose lieferten.

Man versuchte nun festzustellen, ob, abgesehen von dieser Färbung, die paranoide Tabespsychose charakteristische Züge trage. Man fand solche natürlich nicht, was ja nicht weiter verwunderlich ist, wenn wir bedenken, wie weit zurück wir auch noch jetzt in der Aufteilung der paranoiden Erkrankungen sind. Aber man erkannte doch wenigstens, daß sich gewisse Formen bei Tabes seltener und andere häufiger fanden.

So wies Cassirer darauf hin, daß die echte Paranoia im Kraepelinschen Sinne bei Tabes selten sei. Cassirer versteht unter Kraepelinscher Paranoia ein geschlossenes Wahnsystem mit und ohne Halluzinationen. Der Begriff umfaßt also sowohl die Paranoia wie die Paraphrenia systematica (Délire chronique) des jetzigen Kraepelinschen Systems. Die übliche paranoide Psychose der Tabiker ist nach Cassirer vielmehr eine chronische Halluzinose mit depressiv ängstlichem, allmählich abnehmendem Affekt ohne Beziehungswahn und mit rein sekundärer Wahnbildung. Im Vordergrund stehen Halluzinationen und Illusionen. Erklärungsversuche schließen sich an, aber darauf beschränkt sich die Wahnbildung, es kommt zu keinem systematischen Ausbau. Der depressive Affekt besteht fort, die Umwandlung oder der Übergang in die reizbare, gehobene, anspruchsvolle Stimmung des echten Paranoikers bleibt aus. Diese Form wurde in der Mehrzahl der Fälle beobachtet; aber es handle sich, wie Cassirer hervorhebt, dabei nicht um eine eigene Art von Psychose, sondern derartiges komme auch unter anderen Bedingungen vor.

Ungefähr die gleiche Auffassung wurde von Otto Meyer vertreten, dessen große Arbeit über die Tabespsychosen ebenso wie die Cassirersche Monographie im Jahre 1903 erschien. Meyer hat das gesamte veröffentlichte Material auf das gründlichste durchgearbeitet, und es blieben 56 Fälle übrig, deren Psychosen mit Sicherheit als nicht paralytische bezeichnet werden konnten. Hiervon waren 30 Fälle paranoide Halluzinosen. Meyer fand keinerlei Eigentümlichkeiten bei diesen Psychosen gegenüber Psychosen ohne Tabes; es handelt sich seiner Meinung nach um ein zufälliges Zusammentreffen zweier vollkommen unabhängiger Krankheitsbilder.

Auch Ernst Schultze, der in demselben Jahre zwei interessante Fälle (Tabes plus Inkubationsmelancholie und Tabes plus Dementia paranoides) veröffentlichte, sprach sich für ein zufälliges Nebeneinander von Tabes und Psychose aus. Die Tabes sei nach der ursächlichen Seite für die Psychose belanglos. Damit fand im wesentlichen die Diskussion über die Tabespsychosen ihr Ende.

Die Erörterungen wären nicht ganz so ergebnislos verlaufen, oder wenigstens hätten sie auf eine Entwicklungsmöglichkeit aufmerksam machen können, wenn die Fragestellungen über die Pathogenese etwaiger wirklicher Tabespsychosen nicht so engherzig gewesen wären. Sieht man von der psychogenen Hypothese Pierrets ab, so wurden überhaupt nur zwei Vorstellungen über die Genese gehegt. Entweder, meinte man, liegt einer Psychose bei Tabes ein organischer Prozeß zugrunde, so muß es sich um Paralyse handeln; ist dies nicht der Fall, so kann die Psychose nur „funktioneller" Art sein. Man steckte so tief in dem Vorurteil von dem notwendigerweise funktionellen Charakter der paranoiden Psychosen, daß man die Frage gar nicht aufrollte, ob nicht etwa die paranoiden Tabespsychosen organischer Natur sein könnten, ohne deshalb der Paralyse zuzugehören. Es ist in der Tat sehr verwunderlich, daß man sich auf das umständlichste über Pierrets spekulative Hypothese auseinandersetzte und die viel näher liegende Möglichkeit gänzlich vernachlässigte, daß eine Häufung von Psychosen von einer gewissen Gleichartigkeit bei Tabes vielleicht durch eine gemeinsame Ursache, die sich in verschiedenartiger Weise äußern könnte, nämlich die Syphilis, bedingt wäre. Daß Tabiker infolge einer luetischen Hirnerkrankung psychotisch werden könnten, war überhaupt nicht Gegenstand der Diskussion. Nur ganz vorsichtige Andeutungen, daß vielleicht doch ein organischer Prozeß, der mit der Tabes zusammenhänge, Grundlage der paranoiden Psychosen sei, finden sich. So meinte Rougier, die Wahnideen verdanken ihre Entstehung der Ausbreitung der tabischen Läsion auf die Gehirnnerven, dies war aber im wesentlichen doch im Sinne Pierrets gemeint. Und Krafft-Ebbing äußerte die Vermutung, es könnte der in der Höhe fortgeschrittene und schließlich diffus gewordene Rückenmarksprozeß in einer gewissen Beziehung zur Ausbildung der der Geistesstörung zugrunde liegenden Hirnveränderungen stehen. Das waren allerdings Äußerungen, die noch recht weit entfernt waren von der Vorstellung, es könnte die Psychose bei Tabes die Kombination einer luetischen Gehirnerkrankung und einer metaluetischen Rückenmarkserkrankung sein. Dabei waren Feststellungen gemacht worden, die recht wohl geeignet waren, in dieser Richtung zu weisen. Es waren nämlich unter der Bezeichnung Psychosen bei Tabes eine größere Anzahl von Fällen mitgeteilt worden, die nur einzelne Symptome der Tabes darboten, also etwa nur Pupillenstörungen, und nicht einmal immer solche im Sinne der isolierten reflektorischen Starre, Störungen, die also ebensowohl einer Hirnlues wie einer Tabes hätten zugerechnet werden können.

Aber viel mehr noch hätte die Beobachtung auffallen müssen, daß Hirnnervensymptome bei der Kombination von Tabes und Psychose sich weit häufiger fanden als bei der Tabes Geistesgesunder. Bei der Untersuchung des Materials der Nervenklinik der Charité in Berlin fand nämlich Otto Meyer mit Ausschluß der Paralysen:

	Optikusatrophie	Augenmuskellähmungen
Bei Tabes simplex	in 8%	in 15% der Fälle
„ „ mit Psychose	„ 57%	„ 57% „ „

Meyer teilte diese wichtigen Feststellungen mit, ohne irgendwelche Konsequenzen daraus zu ziehen; er begnügte sich damit, zu erwähnen, daß Moeli vermutungsweise darauf hinweise, die häufige gleichzeitige Erkrankung der Gehirnnerven bei diesen Fällen lasse vielleicht an eine Beteiligung des Zentralorgans denken.

Man wußte natürlich, daß Lues cerebri bei Tabes vorkommt; aber daß sie Psychosen chronischen Charakters entwickeln könnte, die sich als etwas anderes als einfache oder paralyseähnliche Schwachsinnszustände darstellten, kam nicht zur Erwägung. Nur delirante Phasen von kurzer Dauer bei Tabes, von den Franzosen zuerst beschrieben, wurden auch in Deutschland als luetische Komponente zugegeben und von Binswanger als Amentia, bedingt durch Toxine der Lues, aufgefaßt. Bezeichnend für die geringe symptomatologische Vielgestaltigkeit, die man der Lues bei der Tabes zumaß, ist der Umstand, daß viele Autoren selbst in der Epilepsie der Tabiker nur eine zufällige Kombination sahen und die hier gewiß in der Mehrzahl der Fälle luetische Bedingtheit der Epilepsie leugneten.

In den letzten zehn Jahren, die dem vorläufigen Abschluß der Tabespsychose-Diskussion folgten, ist die Angelegenheit nicht weiter gefördert worden. Aber so viel ist doch erreicht worden, daß man die Häufigkeit der paranoiden Formen der Psychose bei Tabes jetzt ziemlich allgemein betont. So nennt Kraepelin in der achten Auflage seines Lehrbuches die paranoiden Formen die eigentlich kennzeichnenden Tabespsychosen, jedoch ohne zu der Frage ihrer Pathogenese und ihrer etwaigen Beziehung zu Lues oder Metalues Stellung zu nehmen.

Merkwürdigerweise hat die Lehre Pierrets in Frankreich immer noch Anhänger. So verficht A. Leri die Entstehung von Halluzinationen und daraus resultierender Wahnbildung speziell im Anschluß an die Optikusatrophie. Er meint, daß in der Periode des noch nicht völligen Erloschenseins der Sehkraft Verkennungen äußerer Objekte und subjektive optische Wahrnehmungen infolge entzündlicher Reizungen am Optikus das erste Material für die wahnhafte Verarbeitung geben. Von der Illusion zur Halluzination und von der Halluzination zur Psychose sei nur ein Schritt.

Auch Ballet und Glénard teilen diese Anschauungen und machen es Pierret sogar zum Vorwurf, daß er nicht genügend darauf aufmerksam gemacht habe, daß die Erblindung infolge Optikusatrophie die erste Bedingung sei für die Entstehung von Halluzinationen auf anderen Sinnesgebieten.

Joffroy ist diesen Ideen entgegengetreten und hat auf einen Fall von Tabes mit paranoider Psychose aus seiner Beobachtung hingewiesen, der an äußerst schmerzhaften tabischen Sensationen litt, aber nie daran dachte, sie in seine Wahnbildung einzubeziehen.

Von der pathologischen Anatomie hätte man allein eine Klärung des Tatbestandes erwarten können, aber sie hat bisher noch nicht entscheidend eingegriffen. Die mit den alten Methoden arbeitenden Histologen fanden entweder Paralyse oder nichts, und mit den neueren Methoden, die imstande wären, feinere Veränderungen aufzudecken, ist bisher nur ein Fall untersucht worden. Die Ursache, daß die Histologen bisher so wenig Material verarbeiteten, liegt weniger in dem seltenen Vorkommen der Tabespsychosen als in dem chronischen Verlauf der Erkrankungen. Die Fälle müssen von den Kliniken, in denen die Bedingungen zur sachgemäßen Untersuchung gegeben sind, an die Anstalten weitergegeben werden; dort sterben die Kranken nach Jahren, und die Gehirne gehen verloren.

Der einzige Fall von Tabes-Psychose, der mit den Hilfsmitteln der modernen histologischen Technik bisher durchuntersucht wurde, stammt von F. Sioli aus dem Jahre 1910.　A. Westphal hat den Kranken bereits 1908 demonstriert. Es handelte sich um einen 45 jährigen Mann, bei dem sich ungewöhnlich schnell im Anschluß an die Infektion (1902) eine schwere ausgeprägte Tabes entwickelt hatte.　Gleichzeitig mit den tabischen Symptomen stellten sich zahllose unzusammenhängende aber doch feststehende Verfolgungs- und Größenideen ein. Die Verfolgungsideen gingen Hand in Hand mit illusionärer Auslegung tabischer Schmerzen und Parästhesien.　Verfolger stachen und bohrten ihm in die Beine, vertaubten ihm die Arme und Hände (er demonstrierte genau die vom N. ulnaris innervierten Hautpartien), bedrückten seine Brust mit eisernen Klammern, brannten ihm die Blase usw.　Im übrigen wurden auch zahlreiche von Sensationen zweifellos unabhängige Wahnideen geäußert.　Illusionen oder Halluzinationen auf anderen Sinnesgebieten scheinen nicht bestanden zu haben.　Intelligenzdefekte waren sonst nicht nachweisbar, auch die Sprache war ohne Störung. Westphal hat damals schon den Verdacht geäußert, ,,daß hier vielleicht eine für das Nervensystem besonders deletäre Infektion zu gleicher Zeit zu tabischer Degeneration und zu psychischen Symptomenkomplexen auf luetischer Basis geführt hat".

Die zwei Jahre später erfolgte histologische Untersuchung hat ihm recht gegeben.　Sioli fand: Im Rückenmark typische Tabes.　In der Pia eine infiltrative Meningitis, in geringem Grade auch über dem Großhirn.　In der Rinde einen eigenartigen, degenerativen Prozeß, der vorläufig bei den metaluetischen zu registrieren sei.

Ich bin, wie ich bereits vorausschickte, auf die Frage der Tabespsychosen eingegangen, weil die häufigeren Formen derselben eine gewisse symptomatologische Übereinstimmung mit den von mir beobachteten und später zu besprechenden paranoiden Psychosen nicht tabischer Luetiker zu haben scheinen. Es ist für mich in hohem Grade wahrscheinlich, daß unter der Bezeichnung von Tabespsychosen identische Fälle bereits mitgeteilt worden sind, und daß somit die paranoide Form der Hirnlues unter der irreführenden Flagge der Tabespsychose bereits Gegenstand der Diskussion gewesen ist.

Syphilitische Halluzinosen im engeren Sinne.

Während paranoide halluzinatorische Psychosen ohne wesentliche Bewußtseinstrübung als Erscheinungsformen atypischer Paralysen und unter der Bezeichnung Tabespsychosen in der Literatur recht häufig beschrieben worden sind, haben bisher nur wenige Autoren die Meinung vertreten, daß bei Syphilitikern und zwar in ätiologischer Beziehung zur Syphilis derartige Krankheitsbilder auftreten können.

In den Lehrbüchern werden meist nur halluzinatorische Erregungszustände mit traumhafter Benommenheit geschildert und als Zustände von Amentia bezeichnet.　So nennt Wollenberg die unter dem Bilde der Amentia verlaufenden Fälle die häufigste und geradezu charakteristische Form von Geistesstörung bei schwerer Gehirnsyphilis.　Auch Ziehen hat offenbar bei der in seinem Lehrbuch gegebenen Beschreibung derartige Formen im Auge, wenn er von Psychosen spricht, die einen Wechsel von soporösen Zuständen und halluzinatorischen Erregungen zeigen und meist mit Defekt heilen.

Jolly hat hingegen halluzinatorische Formen der Paranoia ohne Bewußtseinstrübung bei Syphilitikern gesehen und sie auch als wahrscheinlich syphilitische Hirnerkrankungen angesprochen. Er hält sie für selten und betont, daß die Neigung zu systematisierender Verarbeitung im allgemeinen nicht besteht.

Krause, der wohl am entschiedensten für die Selbständigkeit syphilitischer Geisteskrankheiten eingetreten ist, meint, es gebe paranoide Formen von depressivem Charakter mit und ohne Halluzinationen. Er bespricht eine eigenartige Form der syphilitischen Psychose, die in einem melancholisch-hypochondrischen Vorstadium besteht, dem ein halluzinatorisch paranoides Stadium folgt. Die Prognose sei nicht immer ungünstig.

Von den Autoren, die hierher gehörige Fälle ausführlicher mitgeteilt haben, ist besonders Klein zu nennen. Er hat sieben verschiedenartige und größtenteils meines Erachtens überzeugende Fälle chronischer luetischer Psychosen veröffentlicht. Besonders charakteristisch im Sinne der paranoid-halluzinatorischen Formen ist Fall 3 der Publikation.

Bei einem zur Zeit der Veröffentlichung 63 Jahre alten Militärbeamten stellte sich 28 Jahre nach der Infektion ein Ohnmachtsanfall als erstes Zeichen der Gehirnerkrankung ein. Vier Jahre später trat zeitweilig Doppeltsehen auf, und Patient machte Fehler in der Buchführung. Ein Jahr darauf wurde er in die Charité aufgenommen, wo auf Grund von Sprachstörungen, Gedächtnisschwäche, ängstlicher Verstimmung die Diagnose auf Paralyse gestellt wurde. Die Pupillen waren different, reagierten aber. Er wurde bald wieder nach Hause entlassen, war drei Jahre unauffällig; alsdann traten Halluzinationen und Verfolgungsideen auf, die jedoch erst zwei Jahre später seine neuerliche Aufnahme in die Charité veranlaßten. Es fand sich nunmehr beiderseitige reflektorische Lichtstarre, Deviation der Zunge nach links, leichte Parese des linken Gaumenbogens. Psychisch bot er eine paranoide Psychose mit massenhaften Halluzinationen. Besonders trat das Symptom des Gedankenlautwerdens hervor. Die eigenen Angaben des Patienten darüber lauten: „Die Gedanken werden angeregt durch die Stimmen, aber nicht immer; alte Erinnerungen werden leise mitgesprochen aus ferner Zeit; das sind dann die feinen Stimmchen; die Stimmen gehen bei mir oft in das linke Ohr hinein nach dem Körper hin." Fernerhin traten Halluzinationen der Gemeinempfindungen und des Muskelsinnes auf, sowie Geruchshalluzinationen; er wurde elektrisch beeinflußt. Die Wahnbildungen hatten expansiven Charakter: Abstammung von Fürsten, sei untergeschobenes Kind, werde seines Reichtums wegen verfolgt, auch in der Klinik sei alles gegen ihn organisiert. In seinem Verhalten war der Kranke durchaus geordnet, gab prompt über seine Personalien Auskunft, erzählte seinen Lebenslauf völlig zutreffend und sprach sehr eingehend und sachlich von seiner Erkrankung.

Klein nimmt ein ausgesprochenes und logisch entwickeltes Wahnsystem an, was durch die Krankengeschichte jedoch nicht genügend belegt ist. Der Autor gibt die durchaus zutreffenden Gründe an, die zur Annahme einer organischen luetischen Psychose führen. Die Paranoia will er aber doch nur indirekt mit der von ihm angenommenen diffusen Lues cerebri in Zusammenhang bringen. Er meint, die wahrscheinlich der vaskulären Form der Hirnlues angehörende Erkrankung habe durch konsekutive Ernährungsstörungen das Gehirn geschädigt und den Boden für die Entwicklung der Paranoia vorbereitet. „Für die Entstehung gerade dieser Psychose mag der Umstand nicht ohne Einfluß gewesen sein, daß Patient schon von Kind auf ein exzentrischer, sonderbarer Mensch war und so schon eine gewisse Anlage zu dieser Krankheitsform in sich trug." Auf dem Boden von diffusen organischen Gehirnveränderungen könnten wohl funktionelle Psychosen entstehen.

Der ziemlich sichere Beweis für die luetische Natur der Psychose ist meines Erachtens durch das Starrwerden der Pupillen im Verlaufe der Psychose gegeben.

Die wichtigen Fälle, die H. Birnbaum veröffentlicht hat, zeugen von der außerordentlichen Vielgestaltigkeit der durch die Syphilis hervorgerufenen chronischen Psychosen, interessieren hier jedoch weniger, da sie den Formen, auf welche es mir in dieser Arbeit ankommt, zu ferne stehen. Ich möchte aber doch nicht unterlassen, wenigstens auf Fall 4 kurz hinzuweisen.

Bei einem 30jährigen Manne traten drei Monate nach der Infektion Schwindelanfälle und eine transitorische Monoparese auf. Daran schloß sich eine ängstliche Erregung (Visionen, religiöse Ekstase) von drei Monaten Dauer. Nach einer Pause von vier Wochen, während der der Kranke klar und einsichtig war, setzte wiederum ein Erregungszustand ein mit Versündigungsideen, Beziehungswahn und optischen Halluzinationen. Allmählich wurde der Kranke schwachsinnig, zeigte ein ablehnendes, stumpfes Verhalten, äußerte Vergiftungsideen und litt an hypochondrischen Sensationen (es wurden Rauch und Dampf durch die Därme durchgelassen). Anscheinend traten niemals akustische Trugwahrnehmungen auf. Dauernd starkes Kopfweh. Während der bisher zweijährigen Dauer der Geistesstörung haben sich von körperlichen Symptomen entwickelt: Parese des rechten Fazialis und des rechten Beines, sowie Verlust der P. S. R. Die Therapie blieb ohne Erfolg.

A. Westphal hat in verschiedenen Publikationen sehr wertvolles Material beigebracht. Unter anderem teilte er eine ganz eigenartige optische Halluzinose mit Verfolgungsideen ohne Gehörstäuschungen von vierjähriger Dauer mit Ausgang in Verstumpfung mit; die Störung hatte sich im Anschluß an eine Hemiparese entwickelt; dabei bestand Lichtstarre der Pupillen. Auch eine katatoniforme Psychose mit optischen, haptischen und Geruchshalluzinationen sowie Lichtstarre ist bemerkenswert. Vorwiegend akustische Halluzinosen hat er anscheinend nicht beobachtet. Der einzige Fall, der eine entfernte Ähnlichkeit mit meinen Fällen hat, zeigte einen ausgesprochen systematisierenden Verfolgungswahn mit nur zeitweiligen Halluzinationen. Obwohl Lichtstarre vorlag, nimmt Westphal hier wohl mit Recht eine Kombination von Hirnsyphilis und Délire chronique an.

Schließlich seien noch die von O. Kern mitgeteilten Fälle erwähnt, obwohl er sie als atypische Paralysen mit paranoischem Sypmtomenkomplex aufgefaßt hat. Fall 1, der gewiß keine Paralyse ist und bei dem auch der Autor selbst diese Diagnose für zweifelhaft erklärt, erscheint meinen Beobachtungen nahezustehen.

Der Patient erkrankte bereits zwei Jahre nach der Infektion mit einem vorwiegend physikalischen Verfolgungswahn, begleitet von zahlreichen Gehörstäuschungen, aber auch solchen des Gesichts und besonders solchen der Körperempfindungen. Das Verhalten blieb geordnet, das Bewußtsein stets klar. Erst nach vierjähriger Dauer der Erkrankung wurde er anstaltsbedürftig, bis dahin arbeitete er, ohne wesentlich aufzufallen. Schließlich entwickelte sich ein willens- und affektsschwacher Zustand ohne intellektuelle Einbuße. Körperliche Symptome: Pupillen different; R./L. links träge. R. Fazialis abgeschwächt; Zunge wich nach rechts ab. Zeitweilig bestand Sprachstörung bei schweren Paradigmaten. Die Wassermannsche Reaktion war positiv im Liquor.

Kraepelin hat in der 8. Auflage seines Lehrbuches paranoide Psychosen als Form der Hirnsyphilis anerkannt und ihnen eine eingehende Darstellung gewidmet. Er bezeichnet sie als Krankheitsbilder, in denen Wahnbildungen und Sinnestäuschungen die Hauptrolle spielen. Vor allem tauchen mannigfaltige Verfolgungsideen auf, die von zahlreichen Gehörstäuschungen, mitunter auch solchen anderer Sinne, begleitet sind. Die Wahnvorstellungen haben meist ziemlich dürftigen Inhalt. In manchen Fällen besteht deutliches Krankheitsgefühl. Die Besonnenheit der Kranken bleibt meist ungetrübt; nur ganz vorübergehend können sie etwas benommen und unklar erscheinen. Die Stimmung ist wechselnd; heftige plötzlich auftretende Erregungen werden beobachtet. Es kommt in der Regel zu einer gemütlichen Abschwächung und zu einer Herabsetzung der geistigen Regsamkeit. Das Benehmen der Kranken ist im allgemeinen ruhig und geordnet; sie äußern vielfach ein lebhaftes Mitteilungsbedürfnis. Nur zeitweise erscheinen sie gereizt und ablehnend. Der Verlauf ist ein sehr langsamer. Nach und nach pflegt sich ein Zustand mehr oder weniger ausgesprochenen Schwachsinnes zu entwickeln, der in der Urteilslosigkeit, der Unsinnigkeit der Wahnbildungen, der gemütlichen Stumpfheit und dem Verlust der Tatkraft, Arbeitsfähigkeit und Selbständigkeit hervortritt. Die äußere Haltung bleibt in der Regel ungestört; nur in einzelnen Fällen entwickelt sich ein absonderliches ablehnendes Benehmen mit Manieren und Stereotypien. Von der Dementia praecox, der sie gewöhnlich eingeordnet werden, unterscheiden sich die paranoiden, syphilitischen Psychosen nach Kraepelin folgendermaßen: Es fehlen die eigenartigen Willensstörungen und die innere Zerklüftung der Persönlichkeit. Die Kranken bewahren im allgemeinen tadellos ihre äußere Haltung, erscheinen durchaus natürlich in ihrem Wesen, bleiben zugänglich und gesellschaftsfähig. Der Inhalt der Wahnvorstellungen und Sinnestäuschungen, die Stimmungslage und das Handeln der Kranken stehen immer miteinander in Einklang. Nur in gewissen weit vorgeschrittenen Endzuständen zeigen sich katatonische Erscheinungen; möglicherweise kommt diesen Fällen eine Sonderstellung zu.

Eigene Beobachtungen über Halluzinosen bei Syphilitikern.

Über die Einteilung des Stoffes.

Die Gruppierung der Fälle in akute und chronische Halluzinosen bedarf einer Erläuterung. Die Unterscheidung ist nicht in dem Sinne gemeint, daß die Akuität, mit der die Störung ins Szene tritt, bei der ersten Form ausgesprochen ist, während die zweite Gruppe eine schleichende Entwicklung nimmt. Vielmehr sollen unter akuten Formen, unabhängig von der Art des Einsetzens der Störung, Psychosen von begrenzter Zeitdauer verstanden werden und unter chronischen solche, bei denen wesentliche psychotische Symptome, vor allem Wahnbildungen und Sinnestäuschungen auch nach dem Zurücktreten der stürmischeren Erscheinungen noch für lange Zeit, meist wohl dauernd fortbestehen. Die Unterscheidung ist also nach den Gesichtspunkten durchgeführt, nach denen man die akuten von den chronischen Alkoholhalluzinosen zu trennen pflegt. Die sprachlich wohl korrektere Einteilung in transitorische und chronische Formen habe ich nicht gewählt, weil die Bezeichnung transitorisch zu der Auffassung führen könnte, es müsse sich um einmalige oder rezidivierende Störungen handeln, die, ohne bleibende psychische Veränderung zurückzulassen, wieder abklingen. Die völlige Restitution ist in Wirklichkeit jedoch, wie aus den Krankengeschichten ersichtlich ist, meist, aber nicht immer eingetreten, wenn auch stets die Wahnbildungen und Sinnestäuschungen, im Gegensatz zu den als chronisch bezeichneten Formen, verschwanden.

Ob dieser Verschiedenartigkeit der Verlaufsform verschiedenartige Prozesse zugrunde liegen, vermag ich ebensowenig zu beurteilen wie die Frage, ob die einigermaßen im Verlauf übereinstimmenden Psychosen auf gleichartige Hirnerkrankungen zurückzuführen sind.

Jeder Krankengeschichte ist eine kurze Zusammenfassung und eine epikritische Besprechung angefügt worden. Am Schluß der Hauptabschnitte finden sich Ausführungen über die betreffende Gruppe von Fällen.

Akute Formen.
Beobachtung I.

D. Sebastian, geb. 1887, Musiker.
Aufgenommen in die Klinik am 2. II. 1911.

Vorgeschichte.

Die Verwandten des Patienten geben an, daß Patient früher immer gesund war. Von Geistes- oder Nervenkrankheiten in der Familie ist den Ref. nichts bekannt.

Patient lernte in der Schule gut, war 4 Jahre auf der Musikschule. Machte dort die Prüfung gut, war ausgebildeter Fagottbläser.

Mit 19 Jahren kam er zur Marine als Fagottbläser. Versah seinen Dienst bis Ende September vorigen Jahres. Seit Oktober 1910 war er hier bei seinem Schwager. Seit dieser Zeit klagte er über Kopfschmerzen, besonders abends, über Schlaflosigkeit, über Lahm- und Taubheitsgefühl im ganzen Körper und über Gürtelgefühl um den Leib und die Brust; vor 2 Monaten wurde Patient plötzlich vormittags im Bett in bewußtlosem Zustande aufgefunden; nachher konnte er nicht sprechen, erst um Mittag fand er wieder die Sprache, stieß noch etwas mit der Zunge an; während des Anfalles Zungenbiß und Urinkontinenz.

Seit 14 Tagen war er sehr erregt, nachdem er eine gerichtliche Benachrichtigung erhalten hatte, daß er ein uneheliches Kind habe. Wurde sehr jähzornig, bisweilen verwirrt, sprach von seinen großen Leistungen, blies andauernd, sprach beständig, kam vom Hundertsten ins Tausendste, lobte nur sich.

Schwere Träume, sprach vom Teufel; bald sehr lustig, bald sehr traurig. Wurde sehr erotisch, äußerte Selbstmordgedanken; nie gewalttätig, aber sehr erregt.

Laut Krankengeschichte des Marinelazaretts in Kiel stand D. wegen eines harten Schankers seit Anfang April 1910 in Behandlung. Infektionsdatum angeblich 21. III. 1910. Im Juni Roseola. Wassermannsche Reaktion positiv. Behandlung mit Kalomel und Ol. cinerum. Neben dem Schanker bestand Gonorrhöe. Außerdem wurde D. im Jahre 1908 wegen Ulc. molle behandelt.

Beobachtung in der Klinik.

2. II. 11. Nach der Aufnahme in die Klinik ist Patient sehr erregt, spricht andauernd, ist nicht zu fixieren. Auch im Bett ist er nicht zu halten, redet in zusammenhangloser Weise bald „von seiner geistigen Gesundheit", bald „von den

schrecklichen Qualen", die er hier zu erdulden hätte. Häufig tritt in seinem Rede-
drang deutliche Ideenflucht zutage; die Stimmung hat keine einheitliche Färbung.
Er hat deutliches Krankheitsgefühl, sagt, er sei nervenkrank, habe eine schwere
Syphilis in seinem Körper, geistes- oder gemütskrank sei er nicht.

Er macht folgende Äußerungen:

„Ich bin nicht verrückt, Herr Doktor, nein, eine doppelte Verneinung gibt
eine Bejahung; soll ichs erklären? Da muß ich mir's überlegen," etc.

Wie geht es? „Gut, sehr gut; bloß den Gedanken vom Rückenstich bringe
ich nicht los. Wenn ich nachts einschlafen will, ich gebe mir die größte Mühe, ich
möchte so gerne schlafen, sag zu dem Wärter, geben Sie mir eine hohle Nadel, und
machen Sie meinem Leben ein Ende. Ich beiße mir die Ader auf. Jetzt kommt
wieder der Krampf dahinten im Rückenmark, ich denke mir, nachdem ich bei dieser
schwierigsten Operation (Lumbalpunktion) mich mäuschenstill hielt, dürfte ich mir
auch anmaßen, hier mitreden zu dürfen."

Haben Sie Schmerzen? „Nein, jetzt nicht. Zucken tut mir das Rückenmark
hinten."

(Kopfschmerzen?) — „Jetzt etwas, am Herzen habe ich Blutandrang und
hinten zuckt es. Die Schwestern wollen mich unterdrücken, weil ich, wenn ich etwas
benötige, nicht gehört werde. Die Schwestern und die anderen Kranken hier sagen,
daß ich simuliere."

Die Angaben, die Patient über seine Erkrankung und deren Verlauf macht,
sind sehr unsicher, schwanken bei nochmaligem Fragen. Plötzlich springt der
Kranke vom Stuhle auf, schlägt sich auf die Brust, an den Kopf, an den Hals, ist
kaum zu beruhigen.

Körperlicher Befund: Ganz guter Ernährungszustand und Kräftezustand.
An der Unterseite des Penis Narbe.

Am Dorsum linguae deutliche zirkumskripte Erhebungen.

Patellarsehnenreflexe beiderseits leicht auslösbar, bisweilen der rechte etwas
schwächer als der linke, jedoch bei der Spannung des Patienten nicht sicher festzustellen.

Achillessehnenreflexe beiderseits gleich, kein Fußklonus. Beim Bestreichen
der linken Fußsohle bisweilen Dorsalflexion der rechten großen Zehe, hin und wieder
auch leichte Spreizung der vier übrigen Zehen.

Im übrigen keine pathologischen Reflexe.

Motilität in den Beinen und Armen ohne Störung.

Im Fazialisgebiet nichts Sicheres, ebenso von seiten der übrigen Hirnnerven.

Gebiet über der Patellarsehne beiderseits für Schmerz und Temperatur (kalt
und heiß) bisweilen etwas hyperästhetisch. Im übrigen aber werden spitz, stumpf,
warm, kalt sehr gut unterschieden. Auch Lokalisation und Lagegefühl intakt.

Keine statische und lokomotorische Ataxie in den unteren und oberen Extremitäten.

Gang ohne Störung. Kein Schwanken bei geschlossenen Augen. Keine
deutliche Sprachstörung.

Pupillen etwas ungleich (r $>$ l), rechte Pupille etwas verzogen.

Lichtreaktion rechts wenig ergiebig und etwas langsam, links
ganz gut.

Konvergenzreaktion prompt.

Augenhintergrund: Stark hervortretende Venen, etwas verwaschene Papillen-
grenzen, die Papille scheint wie mit einem Schleier überzogen.

W.-R. im Blut positiv.

W.-R. in der Spinalflüssigkeit schon bei gewöhnlicher Konzentration positiv, hochgradige Zellvermehung (in 1 cbmm 508 Lympho-
zyten). Nonne stark positiv.

3. II. 12. Patient ist ständig erregt, außerordentlicher Rededrang, nicht zu
fixieren. Sehr ablenkbar. Bisweilen schlägt er sich in seiner sinnlosen Erregung,
ist aber immer wieder zu beruhigen.

Patient klagt über starke Kopfschmerzen, besonders nachts exazerbierend,
über heftige Schmerzen im Rücken, die in den Nacken ausstrahlen, und über
Schlaflosigkeit.

4. II. Zeitweise sehr erregt, wenn Ref. im Zimmer ist, will Pat. sich fortwährend mit ihm unterhalten. Spricht sehr erregt, gestikuliert, lebhafte Beteiligung der mimischen Gesichtsmuskulatur; spricht von seiner Braut, die er hereinbestellen will und die sich dann ganz nackt ausziehen soll. Sehr ideenflüchtig.

6. II. Versucht in der Nacht einen Mitkranken, dann den abwehrenden Wärter anzupacken.

Erhält Salvarsan 0,4 intravenös.

10. II. Pat. ist sehr unruhig, grimassiert, schlägt rhythmisch mit den Händen beide Oberschenkel, nimmt eine theatralische herrische Pose an, ist sehr schwer zu fixieren. Zeitlich unvollkommen, örtlich vollkommen orientiert.

Äußert spontan: „Die Welt muß zugrunde gehen, wenn die Schlechtigkeit nicht aufhört, Gott ist selbst schuld daran, denn er hat sich vom Teufel versuchen lassen. — Ich möchte gerne wissen, das darf ich nicht mehr sagen, ich bin gestockt worden, einmal riecht es Champagner, den ich bestellt habe, den feinsten Champagner, den es gibt". —

„Meine Mutter hat mir Schmerzen gemacht, weil sie gesagt hat, daß ich ein Lump, ein Bazi bin. — Ich will keinen Champagner haben, weil die anderen mitsprechen, die Franzosen und der liebe Gott. — Ich kann meinen Körper machen wie Eisen und wie Butter, dies habe ich gestern getan, sonst wäre ich gestorben."

14. II. Pat. ist ruhiger, nicht mehr aggressiv, weint im Bade, erklärt, er sterbe gerne für die Wissenschaft. Es ist jedoch leicht, Patient zum Lachen zu bringen.

(Wo sind Sie?) „In der psychiatrischen Klinik."

Tag, Monat, Jahr? „Weiß nicht, bin an einem Donnerstag hereingekommen."

Sind Sie krank? „Etwas, ich weiß es selbst nicht. — Ich bin doch nicht der Ortmann, ich bin der Dotterweich."

Haben Sie Stimmen gehört? „Jawohl, immer, immer, es waren immer männliche Stimmen, ich höre jetzt auch Stimmen, die sagen: Der Rotzbub, der Scheißbub, der martert die ganze Menschheit kaput, der ist versoffen, ich müßte sterben".

Haben Sie Gestalten gesehen? „Nein, nur die Herren Doktoren, den Badediener, 4 Badewannen, jetzt im Augenblick habe ich den Roß gehört, meiner Mutter ihren Mann, er sagt immer: brr, brr, brr."

Von meinem Körper sind immer so Perlen ausgegangen".

Pat. sieht ein Streichhölzchen am Boden liegen, erklärt, dies habe er auch immer in der Hand gehabt, dies habe er immer in seinen Körper gesteckt, es sei aber niemand heruntergefallen. Keine kataleptischen Erscheinungen mehr. Pupillenreaktion beiderseits prompt für Licht und Konvergenz.

Patellarsehnenreflexe beiderseits gleich, ebenso Achillessehnenreflexe. Fußsohlenreflex positiv, Babinski negativ, kein Fuß- und Patellarklonus.

15. II. Beginn einer Schmierkur.

18. II. 1911. Pat. wird heute in die Irrenanstalt St. Getreu in Bamberg überführt.

Aus der Bamberger Krankengeschichte sei folgendes mitgeteilt: Pat. nimmt bei der Aufnahme trotz der Einladung, Platz zu nehmen, militärische Haltung an. Erzählt, daß er während der Fahrt große Angst gehabt habe, da er nicht habe atmen können und daß er sich auch jetzt nicht zu atmen traue, weil er befürchte, mit seinem Hauch die Umgebung mit Tuberkelbazillen zu infizieren. Pat. macht einen ängstlichen Eindruck.

Er ist zeitlich und örtlich orientiert, kann sich jedoch nach einer Stund nicht entsinnen, Ref. je gesehen zu haben und bezeichnet ihn nach langem Überlegen als den Leutnant in Zivil, den er auf der Trambahn begrüßt habe. Ist sehr schwer zu fixieren, muß durch öfteres Fragen aufgerüttelt werden, redet vorbei, macht mit Kopf und Armen geheimnisvolle Bewegungen. Bittet, man solle nicht so gut mit ihm umgehen, er sei es ja nicht wert, man solle ihm einen Revolver geben, damit er sich erschießen könne. Schmierkur.

19. II. 11. Patient hält bei der Visite, indem er sich aufsetzt, die Hände ausgestreckt, spricht von einer Seebadeanstalt, meint, in Herrn Dr. Z. den Offizier zu sehen, den er auf der elektrischen Bahn gegrüßt hätte. Fragt dann plötzlich, wo der Scharfrichter wäre, der mit seinem Messerpaket unterm Arm, ferner, wo die Künstler

und Schauspieler wären. Hält dann wieder plötzlich in seinen Reden inne und schaut starr auf einen Punkt. Auf die Frage, was er jetzt denke, antwortet er, daß er ans Watschenbein denke, wobei er mit einer Hand ausholt und sich selbst eine Ohrfeige gibt. Stellt dann die Frage: „Wo ist Morgenrot?“ Antwortet dann selbst: „Er ist tot, oder tot;“ ferner: „wo ist der Rechtsanwalt, wo ist die Erziehung, wo ist der gute Kern, wo ist das Kartenspiel, an welcher Krankheit sterbe ich, wo ist der Hofrat?“ Alle diese Fragen werden vom Pat. schnell hintereinander gestellt.

20. II. 11. Heute Nacht wenig geschlafen. Soll Stimmen gehört haben. Meint, er würde in den Pfisterbach hineingeworfen werden (in München), denkt, daß sein Bettnachbar ihn vergiften würde. Es rieche in seiner Umgebung nach Strychnin, Kampfer, Cyankali. Er hätte auch deswegen nichts gegessen. Beschwert sich, daß die Schwester zu ihm Lausbub gesagt habe. Ist tagsüber viel außer Bett.

21. II. An der Stirne vereinzelte kupferrote, nicht schülfernde, etwas erhabene Effloreszenzen. Dasselbe Exanthem beiderseits in der Supra- und Infraklavikulargegend, sowie auf beiden Handrücken; derbes, wenig schmerzhaftes, überkrustetes Infiltrat an der Innenseite der rechten Tibiakante. Über den ganzen Rücken zerstreute, zahlreiche, hellrote, leicht schiefernde, auf Druck nicht verschwindende Knötchen.

Patellarsehnenreflexe positiv, rechts lebhafter; Achillessehnenreflexe positiv.

Rechte Pupille größer als linke und nach außen verzogen. Lichtreaktion auf beiden Augen vorhanden. Rechts langsamer und weniger ausgiebig. Konvergenzreaktion vorhanden. Gang keine Störung, ebenso Bewegungen der oberen und unteren Extremitäten. Kein Romberg.

Heute Nacht besser geschlafen. Stimmen hätte er weniger gehört. Er meint immer noch, daß sein Bettnachbar ihn vergiften würde, kommt, während er denselben anschaut, in Erregung, empfindet einen Ekel über ihn, sagt, daß er es nicht ansehen könne, daß Pat. immer mit seinen Fingern spielen würde. Wird dann plötzlich wieder abgelenkt, offenbar durch Stimmen, die er hört.

22. II. Pat. hat wieder Stimmen gehört, Weiberstimmen, die zu ihm gesagt hätten: „Er will deutscher Kaiser sein mit zerrissenem Hemd, wieder andere hätten „Heinerle, Heinerle“ gerufen, andere Stimmen hätte er von Tante Anna gehört. Auch hätten sie über den Meisterschaftsspringer Deutschlands, Herrn Lüber, gesprochen, letzterer würde ihn die ganze Zeit verfolgen. Auch seine Irma, mit der früher in Verkehr gestanden hätte, würde ihn beständig nicht zur Ruhe kommen lassen. Außerdem gibt Pat. noch an, daß er von überall her sonderbare Gerüche wahrnehme. Fragt dann plötzlich die Ärzte, wo er sich befinde, er hätte 2 Tage geträumt. Auf Befragen gibt Pat. genaue Auskunft über frühere Ereignisse, weiß alle Einzelheiten zu schildern. Ist zeitlich und örtlich orientiert, fühlt, daß er krank ist, Krankheitseinsicht hat er jedoch nicht.

23. II. Pat. kommt nie zur Ruhe, hört Stimmen von Männern und Frauen und zwar auf beiden Ohren, in den Füßen und in der Fußsohle. Ist traurig gestimmt. Wird heute nachmittag vom Pfleger ertappt, als er mit einem Handtuch sich erdrosseln wollte.

25. Heute besser geschlafen. Teils fröhlich, teils wieder depressiv gestimmt untertags. Hört sehr viele Stimmen, die ihn herausreißen wollen, da er zu viel gepappelt hätte.

26. Schlecht geschlafen. Hat lachen und weinen gehört.

28. Gibt an, daß sich heute Stimmen mit seiner Zunge beschäftigt hätten. Er möchte sich deshalb am liebsten seine Zunge abbeißen, aber er wisse nicht, ob er das dürfe.

2. III. Pat. schläft viel untertags, ist bei der Visite untertags immer schwer zu fixieren.

6. III. Schwester berichtet, daß D. sich heute nachmittag plötzlich vor dem Abort auf den Boden gelegt und das Hemd ausgezogen hätte. Er sagte dabei, er wolle sich totstürzen, da er infolge seiner Lues unheilbar sei.

7. Heute kaum zu fixieren. Befehlsautomatismus sehr ausgesprochen. Nahrungsaufnahme gut.

9. Pfeift heute während der Visite, beschäftigt sich mit Lektüre. Hat gestern den Nagel von der großen Zehe gebissen.

10. Verlangt heute ein altes Gewand, um nach Hause walzen zu können. Hat auch vor, Berufsfischer zu werden.

12. Stimmen sagen heute, daß er seiner Mutter die Milch austrinke, seine Zunge ginge hinüber und herüber. Sagt dann plötzlich: „Lachen Sie mich aus, scheißen Sie mir ins Gesicht, das rührt mich nicht, ich kenne mich nicht aus." Wird nachmittags beim Onanieren im Abort angetroffen.

13. Tanzt, singt, turnt heute Nacht. Sagt, er wolle Musikklown werden.

15. War heute nachts außer Bett, warf sich auf den Boden, schlug mit Händen und Füßen um sich, auch gegen die Badetüre.

17. III. Sagt heute, daß zuviel in seinem Kopfe wäre. Er möchte sich am liebsten den Kopf einrennen, die Hände zerschlagen, auch hätte er gegen jeden Menschen ein Mißtrauen. Auch wolle er am liebsten jetzt in der Stadt mit Hemd oder nur mit Badehose bekleidet umherspazieren. Das würde ihn wenig genieren. Vielleicht würden die Leute zu ihm sagen, daß er Christus oder vielleicht ein Chinese wäre. Das wäre ihm gleich. Pat. gibt außerdem an, daß er ein Gefühl wie ein Kind hätte, das sich nichts zu sagen getraue.

18. III. Hat auch heute nacht am Boden mit Händen und Füßen um sich geschlagen. Sagt, daß er heute nacht einen Anfall von Wut bekommen habe, ob eines Zweikampfes, in dem er unterlegen gewesen wäre. Auch hätte er gegen die Türe wegen der Nerven geschlagen. Verlangt, daß man ihm Wasser und Brot des Nachts reichen möge.

21. Nächte immer unruhig geschlafen, dabei viel außer Bett. Auch untertags läuft er viel im Schlafsaal herum. Sagt, daß seine Bettnachbarn D. und H. ihn beleidigt hätten, da sie ihm alles nachmachen würden; auch würde sich alles um ihn bewegen. Er sei ferner kein Hund, hätte Augen rechts wie links. Könne auch schwere Paradigmata wie „Dampfschiffschleppschiffahrtsgesellschaft, 3. reitende Feldartilleriebrigade, etc. nachsagen, er sei ganz gesund, er wolle die Zelle, die er voll gespuckt habe, von oben bis unten ablecken, oder abwaschen, er sei ganz ruhig, man möge nur seinen Puls untersuchen.

Sei auch gut beieinander, Zähne, Zunge, Beine etc. alles sei wohl beieinander. Er möchte daher heimfahren.

24. Ist nachts noch unruhig, tagsüber wenig im Bett. Schneidet allerhand Grimassen. Wirft sich oft zu Boden, macht allerlei Turnübungen, Appetit und Stuhlgang ständig gut.

26. Nachts immer außer Bett. Durfte gestern nachmittags in den Garten, wurde hier ertappt, als er eben sein Hemd abgelegt hatte und über die Mauer wollte.

28. Zeigt heute über die ganze Brust verteilte symmetrisch angeordnete Kratzeffekte. Hat sich umbringen wollen.

29. Heute Nacht wieder außer Bett gewesen, hat sich auf einen Stuhl gesetzt und einen Pfleger schlagen wollen, weil dieser ihn aufforderte, ins Bett zu gehen. Appetit immer gut. Stuhlgang in Ordnung.

Körperlicher Befund: Ausschlag auf dem Rücken nicht mehr vorhanden. Beiderseits am inneren Skapularrand sind die Knoten noch vorhanden.

Exantheme abgeheilt. Rechte Pupille gleich linke, nicht mehr verzogen. Lichtreaktion, Akkommodation und Konvergenz gut.

3. IV. Gibt heute auf Befragen keine Antwort, zieht die unteren Augenlider herab, macht Kaubewegungen, fragt, ob er sich herumdrehen darf. Sagt, ein benachbarter Kranker sei sein Vater (obwohl er weiß, daß sein Vater schon gestorben ist.) Fühlt sich heute wie ein Student, der eine Paukmütze auf hätte, er hätte einen dummen Schädel. Bittet die Ärzte, sie möchten ihm die Pulsader aufschneiden, damit sein Blut herauskäme, er hätte zuviel Blut und zuviel gegessen.

9. IV. Nachts immer gut geschlafen. Tagsüber ruhig im Bett. Antwortet auf die an ihn gestellten Fragen sinngemäß, zeigt wenig Appetit.

17. Bekam gestern Besuch von Mutter und Tante, worüber er sehr erfreut war. Benahm sich dabei nett und geordnet. Begrüßt Tag für Tag höflich und freundlich die Ärzte bei der Morgen- und Abendvisite, gibt immer gut Antwort auf die an ihn gestellten Fragen. Liegt untertags ruhig im Bett, unterhält sich wenig mit seinen Bettnachbarn.

27. Schrieb heute einen Brief an seine Mutter, in dem er ein Urteil über seine Krankheit in folgenden Sätzen kundgibt: „Es ist doch eigentümlich, daß sich bei mir alles so schnell gewendet hat und ich von der psychiatrischen Klinik zu München nach St. Getreu gekommen bin. Ich kann das alles, was sich zu München in der Klinik und hier in St. Getreu zugetragen hat, gar nicht begreifen und finde keine richtige Erklärung dafür, denn es kommt mir alles manchmal ganz eigentümlich vor". Pat. ist seit einigen Tagen auf, führt sich dabei sehr geordnet, unterhält sich jedoch wenig mit den Patienten, sitzt abseits. Bläst nachmittags Fagott.

2. V. Verhält sich geordnet, ist zufrieden, eicht gehobener Stimmung, gerät sehr schnell in Erregung. Hat z. B. am 30. IV. nachmittags unter Klavierbegleitung einer früheren Patientin längere Zeit Fagott gespiet, war dann am Abend so erregt, daß er nicht essen wollte und ihm eingegeben werden mußte. Ist sehr höflich gegen die Ärzte, kümmert sich dagegen fast nichts um seine Umgebung. Appetit gut, nachts ruhig.

9. V. In den letzten Tagen nachmittags außer Bett, setzt sich abgesondert von den andern Patienten, spricht nichts, liest nichts, zeigt steife eckige Haltung. Unmotivierter Wechsel von Lachen und Weinen. Eine Karte von seiner Mutter, die er gestern erhielt, zerreißt er in kleine Fetzen, spricht dabei kein Wort, ißt am Abend nichts. Gibt heute an, sich aufgeregt zu haben, weil ihm die Schrift so unbekannt vorgekommen sei, das müsse nicht seine Mutter, sondern seine Schwester geschrieben haben. Ißt auch heute den ganzen Tag nichts, weil ihn das Reden im Bauch, das Krippeln und Krappeln aufrege.

25. Klagt seit mehreren Tagen über Schwerhörigkeit auf dem rechten Ohr, sowie über nächtliche Kopfschmerzen, die auf Jodkali wesentlich gebessert wurden. Zeigt an manchen Tagen ein völlig korrektes Verhalten bei gewisser Krankheitseinsicht, an andern Tagen liegt er stuporös da, gibt auf Fragen keine Antwort oder redet vorbei und verweigert die Nahrungsaufnahme. Nachts stets ruhig.

2. VI. Liegt seit 3 Tagen wieder stuporös im Bett, genießt fast gar nichts, spricht kaum ein Wort, zeigt gezwungene starre Haltung; faßt die an ihn gerichteten Fragen richtig auf, beantwortet aber die wenigsten Meint heute, mit weinerlicher Stimme: „Ich fühle mich sehr matt; ich kann schauspielern; wenn ich wein', dann lach' ich, wenn ich lach', dann wein' ich". Nachts ruhig, reinlich.

5. VI. Gestern abend zwischen 7 und 8 Uhr drei epileptiforme Anfälle von der Dauer von $\frac{1}{2}$—2 Minuten. Pat. soll nach Angabe des Pflegers nach einem plötzlichen Aufschrei bewußtlos umgesunken sein, die Arme krampfhaft angezogen haben, die Daumen in die Faust eingeschlagen haltend. Vor dem Mund blutiger Schaum, der ganze Körper mit Schweiß bedeckt, die Atmung angestrengt, beschleunigt. Pat. ließ Kot und Urin unter sich gehen. Zeigt heute keine Erinnerung an die gestrigen Anfälle, klagt über Schmerzen an der stark geschwollenen Zunge.

12. VI. Liegt apathisch zu Bett, spricht nichts, ißt auch manche Tage nichts, blickt starren Auges unverwandt auf einen Punkt.

20. Zeigt wieder Interesse für seine Umgebung, beschäftigt sich mit Lektüre, gibt korrekte zusammenhängende Antworten.

27. Zeigt jetzt sehr gehobene Stimmung, lacht sehr viel, redet in einem fort.

28. VII. Klagt über zunehmende heftige nächtliche Kopfschmerzen. Sol. kal. jodat 8,0: 200, tgl. 3 mal 1 Eßlöffel. Untertags sehr munter, fast ausgelassen.

5. VII. Zeigt sehr lebhaftes Wesen, benimmt sich jedoch geordnet, unterhält sich mit anderen Patienten, beteiligt sich am Kartenspiel, musiziert auch ab und zu. Klagt nicht mehr über Kopfschmerzen. Das körperliche Aussehen ist merklich besser, Gewichtszunahme im letzten Monat 6 Pfund. Seit Eintritt 9 Pfund.

15. VII. Ist jetzt gleichmäßiger Stimmung zeigt geordnetes Benehmen, beschäftigt sich mit Lektüre, bläst auch ab und zu Fagott. Ist über Besuche seiner Verwandten und Briefe seiner Angehörigen sehr erfreut. Verträgt sich mit den anderen Patienten. Frei von Kopfschmerzen. Schläft sehr viel, hat guten Appetit.

20. VII. Klagt wieder über nächtliche Kopfschmerzen. Kali jod.

27. Zeigt sich in den letzten Tagen ungehalten, weil er noch nicht entlassen wird, da ihm doch gar nichts mehr fehle, und erklärt, wenn er nicht bis zum letzten September entlassen würde, grob zu werden. Schreibt in einem Brief an seine Mutter,

sie solle ihm ja nichts mehr schicken, denn sonst müsse er noch länger hier bleiben und er lasse sich nicht vertrösten. Sagt, es habe ihm bei seinem Eintritt in die psychiatrische Klinik außer Kopfschmerzen nichts gefehlt. Man habe ihn dort widerrechtlich zurückgehalten, bis er vollkommen verrückt geworden sei. Dann habe man ihn hierher geschickt.

20. VIII. Seit drei Wochen sehr geordnetes, korrektes Verhalten, klare Antworten, gleichmäßige ruhige Stimmung. Krankheitseinsicht.

25. VIII. Pat. zeigte heute morgens gedrückte ängstliche Stimmung, klagt auch über ängstliche Gefühle in der rechten Hand. Im Laufe des Nachmittags soll er schwankenden Gang gezeigt haben, bei der Nachmittagsvisite war eine Parese der rechten Gesichtshälfte zu konstatieren (Stirnrunzeln unmöglich, Nasolabialfalte verstrichen). Deviation der Zunge nach rechts, schwerfällige, lallende Sprache. Am Abend waren die Lähmungserscheinungen vollkommen verschwunden. Die Zunge wurde gerade herausgestreckt, zeigte aber starken Tremor.

26. VIII. Sehr ängstlich, innerlich erregt, verlangt, nach München überführt zu werden, damit eine „Gewaltkur" mit dem Ehrlichschen Mittel (Salvarsan) mit ihm vorgenommen werde.

27. VIII. Die sub 25. VIII. erwähnten Lähmungserscheinungen sind wieder eingetreten, beginnend mit einem „Ameisenlaufen" — Gefühl in den Extremitäten. Pat. bemerkt heute einen nachts unbewußt akquirierten Zungenbiß, der im Einklang mit diesen Erscheinungen wohl epileptiformen Krämpfen zugeschrieben werden darf. Stimmung äußerst gedrückt.

1. IX. Lähmungserscheinungen ziemlich geschwunden, nur eine mäßige Deviation der Zunge besteht fort. In der Mundhöhle luetische Affektionen; heute beginnt eine Schmierkur. Kal. chloric.

6. IX. In dem Zustand des Pat. vom 1. IX. hat sich nichts Wesentliches geändert. Leichte Deviation der Zunge, ferner etwas Dysarthrie (hauptsächlich d, t, s, l, r, n; sodann g, k, ch, ng, qu) werden immer noch bemerkt.

Pat. ist, da er sich von der Schmierkur wieder Besserung erhofft, zuversichtlicher.

9. IX. Schwer deprimiert. Beeinträchtigungsideen: „Ich soll hier vergiftet werden. Mein Essen gestern war ganz schaumig. Die Schwester will mir nichts Gutes. Sie hat meine Schuhe verkaufen wollen." (Sollten zur Reparatur gebracht werden.)

10. IX. Droht, die Schwester noch einmal umzubringen, da sie ihn ans Leben wolle.

15. IX. Etwas munterer; lacht hin und wieder, obwohl er immer noch leicht deprimiert erscheint. Die Deviation der Zunge, sowie die übrigen Lähmungserscheinungen sind geschwunden.

25. IX. Stimmung wieder gleichmäßig. Die Sprache klingt schwerfällig und verwaschen.

29. IX. Steht wieder auf, beteiligt sich am Gartenaufenthalt und Kegelspiel. Sprache immer noch leicht schleifend. Klagt über Krippelgefühl im Radialisgebiet der linken Hand.

9. X. Gedrückte, hoffnungslose Stimmung; behauptet, durch die Lumbalpunktion, die ihm viele Schmerzen verursacht hätte, in der psychiatrischen Klinik in München erst geisteskrank geworden zu sein; hat auch Gefühl von Pelzigsein im Nerv. radial. sin.; auch die Sprache zeigt in wechselnder Stärke Verwaschenheit. Ziemlich wortkarg den Ärzten gegenüber. Soll bei anderen Pat. in letzter Zeit wieder Fluchtgedanken geäußert haben. Seit Juni 1911 Gewichtszunahme um 17 Pfund.

16. X. Benimmt sich korrekt, hält sich sauber in der Kleidung, ist verträglich mit den anderen Pat., die Stimmung ist gleichmäßig, aber immer leicht gedrückt. Wahnideen werden nicht geäußert. Pat. scheint auch frei von Halluzinationen zu sein. Pupillen rund, gleich weit, Reaktion plus. Fazialis beiderseits gleich innerviert. Kein luetisches Exanthem, mäßige Drüsenschwellungen. Hat nicht volle Krankheitseinsicht, glaubt in den letzten Monaten zu Unrecht in der Anstalt zurückgehalten worden zu sein.

22. X. Wird heute in Begleitung seiner Mutter nach München entlassen. Erhält die Weisung, sich in der psychiatrischen Klinik vorzustellen.

6. XI. Pat. stellt sich heute in der Klinik vor, erscheint besonnen und in seinem Verhalten ganz geordnet. Die Erinnerung an die psychotischen Symptome ist gut erhalten. Die Krankheitseinsicht ist mangelhaft. Pat. macht einen etwas mißtrauisch scheuen Eindruck und äußert schließlich bei eingehendem Befragen vage Vergiftungsideen, die sich auf die Zeit seines Aufenthaltes in der Anstalt beziehen.

Katamnese: XII. 1912. Die Angehörigen teilen mit, Pat. sei völlig gesund. Er sei als Fagottbläser in einem großen Orchester tätig.

Zusammenfassung.

Bei einem erblich nicht nachweisbar belasteten und bisher geistig gesund gewesenen 24jährigen Musiker entwickelte sich eine Psychose im Sekundärstadium der Lues. Der hier ausnahmsweise einmal exakt zu bestimmende Termin der Infektion lag 9 Monate vor Beginn der psychischen Störungen. Eine Roseola war seinerzeit aufgetreten, und Behandlung mit Injektionen von Kalomel und Ol. cinereum hatte stattgefunden. Seinen Dienst als Fagottbläser bei der Marine konnte er noch 5 Monate lang, also bis 4 Monate vor der Aufnahme in die Klinik, versehen. Dann traten verschiedene nervöse Symptome auf, er klagte über Kopfschmerzen, Schlaflosigkeit und verschiedenerlei Paraästhesien. Zwei Monate später erlitt er einen epileptiformen Anfall mit Zungenbiß, Urininkontinenz und vorübergehendem Sprachverlust. Einige Wochen danach bemerkte man eine psychische Veränderung; er wurde erregt, sprach sehr viel, zum Teil ganz zusammenhangslos, lachte und weinte durcheinander und äußerte Selbstmordideen.

In der Klinik bot er einen fahrigen inkohärenten Erregungszustand. lebhaften Rededrang mit oft ganz zusammenhangsloser Produktion. Die motorische Erregung war zuweilen ziellos, nahm vorübergehend auch stereotype Form an, entlud sich hin und wieder in Angriffen gegen sich selbst und gegen die Umgebung und war starken Schwankungen unterworfen. Gelegentlich trat ein pathetisches Wesen hervor. Die Stimmung zeigte in stetem Wechsel alle Phasen von höchstem Selbstgefühl bis zu tiefster Depression; ganz entgegengesetzte Gemütszustände folgten unvermittelt aufeinander, und diese Stimmungslabilität zeigte sich auch äußerer Einwirkung zugänglich. Ein deutliches, angstvoll empfundenes Krankheitsgefühl brach immer wieder durch.

Vage Verfolgungsideen, besonders Vergiftungsfurcht, wurden geäußert.

Fernerhin traten akustische Halluzinationen auf meist beschimpfenden Inhalts, auch Geruchstäuschungen. Das Persönlichkeitsbewußtsein schien intakt. Beeinflussungsideen fehlten. Die örtliche Orientierung war vorhanden; zeitlich war er nicht vollkommen klar. Negativistische Züge zeigten sich nicht. In den erregten Zeiten war er kaum zu fixieren, in den ruhigeren war er zugänglich und zeigte wiederholt lebhaftes Bedürfnis sich mitzuteilen; dabei war er in hohem Grade ablenkbar.

Auf körperlichem Gebiet bestanden starke, besonders in der Nacht exazerbierende Kopfschmerzen.

Neurologisch zeigten sich zunächst nur einige wenige und flüchtige Symptome seitens der Sehnenreflexe und der Pupillen.

W.-R. im Blut positiv. Im Liquor W.-R. positiv schon bei einfacher Konzentration, hochgradige Pleozytose (508 Zellen im Kubikmillimeter), Phase I stark positiv. Der Kranke mußte schon nach 2 Wochen an die zugehörige Irrenanstalt abgegeben werden.

Nach der Krankheitsgeschichte und nach ergänzenden Mitteilungen der dortigen Ärzte war der weitere Verlauf folgender:

Durch Monate hindurch dauerte die Erregung mit den bisherigen Erscheinungen an, fast immer wieder unterbrochen von einzelnen ruhigen Tagen, an denen er ein geordnetes Verhalten zeigte. Die Gehörstäuschungen waren zeitweise überaus üppig, er hörte Stimmen auf beiden Ohren, in den Füßen, in den Fußsohlen. Die Stimmung war weiterhin außerordentlich labil; zuweilen schien er ängstlich, äußerte Vergiftungs- und andere Verfolgungsideen, machte verschiedentlich Selbstmordversuche. Seine Reden verloren bei stärkerer Erregung allen Zusammenhang. Wiederholt machte er Äußerungen, aus denen hervorging, daß er seinen Zustand als einen traumhaften, ihm nicht recht verständlichen empfand, während er objektiv besonnen und sowohl zeitlich wie örtlich orientiert erschien. Sehr deutlich gab er diesem Unsicherheitsgefühl in einem am 27. IV. 11 an seine Mutter gerichteten Brief Ausdruck: „Ich kann das alles, was sich zu München in der Klinik und hier zugetragen hat, gar nicht ganz begreifen und finde keine richtige Erklärung dafür, denn es kommt mir alles manchmal ganz eigentümlich vor." Zeitweise war er unzugänglich, zeigte gebundene Haltung, war auch wenige Tage lang stuporös und abstinierte. Im allgemeinen jedoch war er zugänglich, zeigte auch eine gewisse Krankheitseinsicht, so verlangte er Salvarsankuren.

Die psychischen Störungen wurden begleitet von zahlreichen körperlichen, nervösen Symptomen, Kopfschmerzen, epileptischen Anfällen, Schwerhörigkeit auf dem rechten Ohre, Fazialis- und Hypoglossusparesen mit Sprachstörung, Parästhesien, und alle diese Störungen waren durch ihr schnelles Auftreten und Wiederverschwinden ausgezeichnet.

Außerdem traten ausgedehnte luetische Manifestationen auf der Haut und auf den Schleimhäuten auf.

Wie die Angehörigen uns mitteilen, ist Patient völlig genesen und zur Zeit (1 Jahr nach der Entlassung) in einem Orchester tätig.

Epikrise.

In ihrer äußeren Gestaltung erinnerte die Psychose am ehesten an gewisse Erregungszustände, die man bei Paralytikern beobachtet, und es waren besonders die Stimmungslabilität, die leichte Beeinflußbarkeit, die zusammenhangslosen und meist grotesk unsinnigen Vorstellungen, die in einem kritiklosen Durcheinander vorgebracht wurden, sehr paralyseähnlich. Auf der Höhe der Erregung hätten rein symptomatologisch nur die Gehörstäuschungen stutzig machen müssen. In ruhigeren Zeiten, in denen eine Intelligenzprüfung möglich war, ließ natürlich das Fehlen eines geistigen Schwächezustandes paralytischer Art diese Diagnose leicht abweisen. Da man wußte, daß Patient sich im Sekundärstadium der Lues befand, war man der Möglichkeit einer Fehldiagnose in dieser Richtung von vornherein überhoben.

Bei der enormen Lymphozytose (500 Zellen im Kubikmillimeter) und im Hinblick auf die Hirnnervensymptome ist der Prozeß ja mit Sicherheit als luetische

Meningoenzephalitis anzusehen. Immerhin könnten diejenigen, welche nicht geneigt sind, die Gesamtheit der psychischen Störungen auf diese Hirnerkrankung zu beziehen, auf die Möglichkeit einer Kombination mit einer katatonischen Erregung hinweisen. Für eine solche Auffassung ließe sich verwerten das Auftreten einzelner psychomotorischer Auffälligkeiten (Befehlsautomatie, stuporöse Phasen, impulsive Selbstmordattacken), die an schizophrene Bilder gemahnende oft recht deutlich hervorgetretene Dissonanz zwischen Vorstellungen und begleitendem Affekt, die relativ gute Auffassung und der unvermittelte Wechsel der Zustandsbilder.

Auf der anderen Seite fällt es nicht schwer, auf Details in den Symptombildern hinzuweisen, die eine Dementia praecox unwahrscheinlich machen. Hier wären zu nennen das Fehlen körperlicher Beeinflussungsideen trotz motorischer Symptome, das immer wiederkehrende und peinlich empfundene Gefühl einer traumartigen Benommenheit, das Krankheitsgefühl, das Bedürfnis nach ärztlicher Behandlung, die Ablenkbarkeit, die Beeinflußbarkeit, die Zugänglichkeit während starker motorischer Erregung. Zudem vermissen wir ja bei so hochgradigen Störungen im Vorstellungsablauf, wie sie hier vorlagen, gleichsinnige begleitende Affektschwankungen oft genug, und es muß auch als ganz zweifelhaft bezeichnet werden, ob in solchen Zuständen katatoniforme motorische Äußerungen — sie waren übrigens in unserem Falle recht spärlich — als selbständige Willensstörungen angesehen werden dürfen. Schließlich macht ja auch der Ausgang in Heilung die Katatonie wenig wahrscheinlich.

Natürlich kann man es nicht widerlegen, wenn jemand sich auf den Standpunkt stellt, eine Konkurrenz zweier Erkrankungen könne solche Bilder erzeugen; und da wir die Symptomatologie der luetischen Psychosen noch nicht genügend kennen, können wir auch die rein luetische Genese der Gesamtstörungen nicht beweisen. Es ist zuzugeben, daß das Auftreten derartiger komplizierter Psychosen bei der luetischen Meningitis, die ja im allgemeinen nur recht primitive psychotische Bilder im Gefolge hat, Bedenken zu erregen vermag und den Gedanken nahe legen kann, daß zum mindesten endogene reaktive Mechanismen mit hinein spielen.

Beobachtung II.

K. Lokomotivführer, 37 Jahre alt; aufgenommen in die Klinik am 8. II. 1911.

Der Kranke wurde uns zur Begutachtung seiner Dienstfähigkeit gesandt. Als er in unsere Beobachtung kam, waren die psychischen Störungen, die Anlaß zu Zweifeln an seiner weiteren Dienstfähigkeit gegeben hatten, bereits abgelaufen. Er bot in psychischer Beziehung nichts Auffälliges mehr, nur eine Neigung zu weinerlicher Stimmung zeigte sich gelegentlich, besonders wenn die von ihm erwartete Entlassung noch hinausgeschoben wurde. Auch körperliche Störungen waren, abgesehen von einer Steigerung der Patellarsehnenreflexe und leichtem Tremor der Hände, nicht nachweisbar.

In früheren Jahren sollen nie psychische Störungen bei dem Kranken aufgetreten sein; er erschien seiner Familie und seinen Angehörigen stets „völlig normal". Geistes- und Nervenkrankheiten sind in der Familie nicht vorgekommen. Pat. soll nicht viel getrunken haben.

Im Jahre 1909 infizierte er sich bei einer Prostituierten; es trat ein Geschwür an der Eichel auf, und zwei Monate später zeigten sich rote Flecken auf der Stirne.

Eine Behandlung fand nicht statt.

Im Oktober 1910 fiel er seinen Kollegen dadurch auf, daß er sich von ihnen zurückzog und überhaupt ein menschenscheues Verhalten an den Tag legte. Ende des Monats wurde er eines Nachts sehr unruhig, sprang aus dem Bett, fragte seine Mitbediensteten, ob sie denn nichts hörten, die Anarchisten seien da, zündeten das Haus an, wollten ihn umbringen. Der behandelnde Arzt traf ihn am 20. X. 1910 im Bett liegend an; Pat. zeigte einen stieren, ausdruckslosen Blick, klagte über Kopfschmerzen und schien sehr ängstlich zu sein. Dieser Zustand dauerte einige Wochen, bis zum 21. XI. 1910. Pat. fühlte sich andauernd verfolgt und von seinen Vorgesetzten zurückgesetzt, meinte, man wolle ihn weg haben und verfolge ihn deshalb so, äußerte auch, er könne so nicht weiter leben. Neurologische Symptome wurden nicht beobachtet. Der Kranke wurde in seiner Wohnung belassen. Mehr ergab sich aus den uns zugänglich gewesenen Akten nicht.

Der Kranke selbst machte uns folgende Angaben: Er habe aus dem Maschinenraum, über dem er mit einigen Kameraden schlief, Rufe gehört. Es seien Männerstimmen gewesen, die riefen: „Er hat sie nicht geheiratet, er hat sie angeschmiert." Es sei auch vom Scheiterhaufen gesprochen worden, und daß er umgebracht werden solle. Er habe geglaubt, es seien Anarchisten im Keller. Etwa zwei Monate lang habe er Stimmen gehört und sei sehr angstlich gewesen. Zu derselben Zeit habe er auch oft Reißen im Kopf verspürt und länger dauernde Schmerzen in der Stirngegend. Auch an einem eigentümlichen Gefühl von Betäubung habe er gelitten, doch sei er nie schwindlig geworden oder umgefallen. Er glaube jetzt, daß er damals wohl aufgeregt und krank gewesen sei; er sei jedoch nicht ganz sicher darüber, ob die drohenden Stimmen, die er hörte, wirkliche oder Täuschungen gewesen seien.

Außer dieser mangelhaften Korrektur bot der Kranke, wie schon hervorgehoben, zur Zeit seines Aufenthaltes in der Klinik keinerlei krankhafte Erscheinungen.

Die Wassermannsche Reaktion war stark positiv im Blut, schwach positiv im Liquor schon bei gewöhnlicher Konzentration. Es bestand Pleozytose (40 Zellen im Kubikmillimeter) und positive Phase I.

Es wurde von der Klinik ein Gutachten abgegeben, dahinlautend, daß in Anbetracht des fehlenden Potatoriums und auch des Ausbleibens jeglicher optischer Trugwahrnehmungen die Störung nicht als alkoholische aufgefaßt werden könne. Hingegen sei besonders im Hinblick auf den Liquorbefund die syphilitische Ätiologie der Störung sehr wahrscheinlich. An eine weitere Verwendung in seinem verantwortungsvollen Beruf sei erst dann zu denken, wenn es gelungen wäre, durch antisyphilitische Kuren die krankhaften Veränderungen des Liquor zum Verschwinden zu bringen.

In den beiden Jahren, die inzwischen verstrichen sind, hat der Kranke, wie uns mitgeteilt wurde, wiederholt Erregungszustände gezeigt, in denen er auch seine Frau bedrohte. Im November 1912 gab eine solche Szene Anlaß zu seiner Einschaffung in die Anstalt Deggendorf. Er zeigte dort eine leicht gedrückte Stimmung, schlaffes, energieloses Verhalten, sonderte sich ab, konnte sich zu keiner Arbeit aufraffen. Dabei war er ganz geordnet, völlig orientiert, faßte gut auf, gab klar und besonnen Auskunft über seine Verhältnisse, schrieb formal und inhaltlich einwandfreie Briefe. Trugwahrnehmungen und Wahnvorstellungen bestanden nicht. Öfters klagte er über Stirnkopfschmerzen, fühlte sich im übrigen körperlich frisch. Die neurologische Untersuchung ergab keine wesentliche Veränderung, insbesondere war die Pupillenreaktion gut.

Zusammenfassung.

37 jähriger Lokomotivführer, infizierte sich mit Lues im Jahre 1909; 2 Monate danach Ausschlag; keine Behandlung. Im folgenden Jahre wurde der Pat. menschenscheu, ängstlich, glaubte sich von seinen Vorgesetzten schlecht behandelt, fürchtete, er solle um seine Stelle gebracht werden. Nachts traten akustische Halluzinationen bedrohenden Inhalts auf, an die sich abenteuerliche Verfolgungsideen anschlossen; gleichzeitig litt Pat. an heftigen Kopfschmerzen.

Nach 2 Monaten verschwanden die Erscheinungen ohne spezifische Behandlung. Ob die Sinnestäuschungen nur während der Nacht auftraten, ob Bewußtseinsstörung bestand, ob psychomotorische Symptome sich einstellten, ist nicht festzustellen.

Ein Jahr später, als wir den Kranken zwecks Begutachtung seiner Dienstfähigkeit untersuchten, zeigte er eine gewisse Krankheitseinsicht, war aber nicht völlig von der Irrealität der Sinnestäuschungen überzeugt, bot psychisch keinerlei Störungen, und auch der neurologische Befund war negativ.

Im Liquor fand sich schwach positive Wassermannsche Reaktion, Zellvermehrung (40 Zellen im Kubikmillimeter) und positive Nonne Phase I. Das Serum reagierte positiv.

Nach der Entlassung sollen wiederholt Erregungszustände mit Neigung zu Aggressivität aufgetreten sein, die schließlich die Internierung notwendig machten. Neurologische Symptome haben sich bisher nicht eingestellt. Der Kranke scheint nicht schwachsinnig geworden zu sein, auch Wahnvorstellungen und Sinnestäuschungen sind nicht hervorgetreten. Jedoch hat die geistige Regsamkeit und besonders die Spannkraft des Willens gelitten ohne gleichzeitige Entwicklung schizophrener Symptome.

Epikrise.

Die luetische Bedingtheit dieser im Sekundärstadium der Lues aufgetretenen transitorischen Halluzinose wird in erster Linie durch den Liquorbefund wahrscheinlich gemacht, der mit Sicherheit eine luetische Erkrankung des Zentralnervensystems anzunehmen gestattet. Vielleicht lassen sich auch die die Psychose begleitenden starken Kopfschmerzen in dieser Richtung verwerten. Das Fehlen neurologischer Symptome kann natürlich nicht gegen die luetische Genese der Störung angeführt werden, und es könnte ja auch sein, daß flüchtige Lähmungs- oder Reizerscheinungen seinerzeit aufgetreten sind, die der nicht sachverständigen Beobachtung entgingen.

Die katamnestischen Erhebungen haben ergeben, daß das Krankheitsbild, das zunächst einen episodischen Charakter zu haben schien, in Wirklichkeit nur die ersten Erscheinungen längerdauernder Störungen bildete. Leider sind die Mitteilungen über die weitere Entwickelung, die uns zur Verfügung gestellt wurden, so wenig eingehend, daß sie kein sicheres Urteil ermöglichen.

Jedenfalls scheint die von uns von vorneherein wegen Fehlens aller schizophrenen Symptome gar nicht in Betracht gezogene Möglichkeit, daß der Fall der Dementia praecox zugehören könnte, im Hinblick auf das spätere Ausbleiben verdächtiger Zeichen endgültig ausscheiden zu dürfen.

Differentialdiagnostisch kam für uns nur das Vorliegen einer alkoholischen Halluzinose in Frage. Diese Auffassung wurde durch das Fehlen jeglicher optischen Trugwahrnehmungen unwahrscheinlich gemacht und fand ja dann durch die Feststellung, daß Alkoholabusus gar nicht vorlag, ihre Erledigung.

Beobachtung III.

H. Karl, 31 Jahre alt, Ingenieur, aufgenommen in die Klinik am 2. X. 1911.

Die Angehörigen geben an, daß keine geistigen Erkrankungen in der Familie vorgekommen sind. Pat. sei ein sehr solider, strebsamer Mensch gewesen und psychisch ganz normal erschienen; er war sehr mäßig im Trinken und Rauchen.

1907 luetische Infektion, wurde mit Hg-Injektionskuren behandelt; hatte Ausschlag und Haarausfall. Die Wassermannsche Reaktion soll vor 8 Monaten negativ ausgefallen sein.

Mitte Mai dieses Jahres hatte er in Breslau, 10 Tage nach der Hochzeit, am Morgen nach dem Aufwachen Sprachstörungen, überstolperte sich bei gewissen Worten, war darüber sehr erschrocken. Die Frau merkte dies auch, holte dann den Arzt, der ihm Jodnatrium verschrieb; nach zirka 3 Stunden konnte er wieder fließend sprechen; er machte sich allerlei Sorgen, glaubte, diese Störung auf die früher statt-gehabte Infektion zurückführen zu müssen. Lag danach noch zwei Wochen im Bett, hatte dann nochmals für einige Minuten Sprachstörungen. Um die gleiche Zeit auch Gefühl von Taubsein der Finger und später der rechten Wange. Daneben bestand allgemeine Nervosität, Reizbarkeit, aufgeregtes Wesen und Kopf-schmerz.

Bekam dann einen Erregungszustand, warf alles von sich, was er in der Hand hatte, stieß Verwünschungen aus über sich; er könne die Frau nicht erhalten, habe diese unglücklich gemacht; war sehr mißtrauisch, fürchtete, man spreche über seinen Krankheitszustand.

Hat dann wieder den Dienst als Ingenieur aufgenommen und sich dabei durch Abwesenheit zweier Kollegen sehr mit Arbeit überbürdet. Fuhr Mitte Sep-tember in Urlaub nach Augsburg; auf der Fahrt sehr erregt; hatte mit Fahrgästen Streit wegen eines Platzes, auch wegen eines ihm nicht zusagenden Gesprächsstoffes; fürchtete, von einem Mitreisenden bedroht zu werden, weinte. Kam in Augsburg erregt an, fühlte sich sehr unsicher auf der Straße, schlug einen Jungen auf der Straße mit einem Stock (aus Zorn über irgend einen dummen Streich des Jungen, der ihn gar nichts anging), bekam es dann mit der Angst, wahnsinnig zu werden, legte sich zu Bett, war sehr erregt. Glaubte, alle Geschehnisse seien nicht Wirklich-keit, sondern alles krankhafte Einbildung. Hatte keine Sinnestäuschungen. Jedes Geräusch empfand er sehr unangenehm; alles kam ihm verstärkt vor.

Am 21. IX. 1911 wurde er in ein Sanatorium gebracht. Dort war er in den ersten Tagen deprimiert und ängstlich, sprach von seiner Furcht, Paralyse zu be-kommen, verhielt sich aber zunächst geordnet. Am 30. IX. wurde er auffällig. Er aß nicht zu Mittag, ging nachmittag spazieren, ließ auch das Abendessen stehen und wanderte nach demselben unruhig in den Gesellschaftszimmern umher, auf alle Fragen nichts antwortend und stier zu Boden schauend. Es gelang durch Zu-reden, ihn in das Zimmer zu bringen, wo er immer noch sehr erregt, aber stumm blieb. Zog sich langsam aus, wollte die Stiefel vor die Türe stellen, erblickte dabei weibliche Gestalten und schlug, plötzlich sehr erregt, die Türe zu, die er sofort doppelt ab-sperrte und gegen die er sich nun wütend mit beiden Fäusten längere Zeit anstemmte. Endlich erfuhr man auch den Grund. Er glaubte, seine Tischnachbarin auf dem Flur erblickt zu haben; er habe diese Dame beleidigt, er wisse jetzt schon, warum sie draußen herumgehe; die Türe dürfe nie mehr geöffnet werden usw. Endlich gelang es, ihn doch zur vollständigen Entkleidung zu veranlassen, wobei er mit einer Art kindischer Wut jedes Kleidungsstück auf den Stuhl haute. Nachdem die Erregung noch eine Zeitlang angedauert hatte, brach er in Weinen aus. „Er wisse schon, was jetzt geschehe, er werde fortgeschubt, dort, wohin er gehöre — ins Irrenhaus. Alles, was hier vor sich gehe, sei immer Einbildung; daß hier ein Sanatorium sei, daß er hier behandelt werde, daß seine Frau bei ihm gewesen sei und ähnliches. Er weigerte sich auch, Mittel zu nehmen. Den Wärter, der für die Nacht bestellt war, erklärte er hinauszuwerfen; schließlich ließ er sich aber in dieser Hinsicht überreden. Die Nacht war nicht sehr ruhig. Schlaf trotz 3 Narkotikatabletten schlecht; am Morgen war die Stimmung immer noch erregt, reizbar. Nach längerer Weigerung ließ er sich endlich ins protrahierte Bad bringen. Frühstück und Mittagessen nahm er zu sich. Nacht ziemlich ruhig.

Vormittags verhältnismäßig ruhig, aber deprimiert. Gegen Mittag unruhiger, reizbar, obstinat. Beklagte sein Geschick, seine Frau; auf alle Fragen und An-reden erklärte er sich für verrückt. Nachts 10 Uhr tobsuchtartiger Anfall. „Die Hölle, die Hölle!" Grell schreiend, um sich schlagend; geröteter Kopf, starres Schauen.

Nunmehr wurde Pat. am 2. X. 1911 in die Klinik überführt.

Bei der Aufnahme geriet er beim Anblick anderer Kranker in Erregung, schrie: „Die Hölle, die Hölle." Er kam dann ins Bad, wurde ruhiger, bat, im Bad bleiben zu dürfen, da ihn das beruhige. Er machte später einen leicht ängstlichen Eindruck. Dabei war er örtlich und zeitlich orientiert, erinnerte sich an die Vorfälle im Sanatorium.

3. X. Morgens frisch, ruhig, gibt geordnet und willig Auskunft, bittet, seine Frau zu benachrichtigen. In seinen Bewegungen noch hastig; offenbar innerlich erregt. Sprache etwas zitternd. Kein Silbenstolpern.

5. X. Pat. kommt mit freundlicher Miene ins Untersuchungszimmer, benimmt sich geordnet, ist völlig orientiert, macht über sein Vorleben mühelos exakte Angaben. Er sei hier, weil er in Ebenhausen i. Isartal einen heftigen Erregungszustand hatte. Hatte seiner Schilderung nach dort heftige Angst, er würde nach Kaufbeuren kommen, glaubte, er würde seine Stellung verlieren, seine Frau nicht mehr sehen, glaubte, er würde ·verrückt werden. Er blieb zuerst ruhig im Bett liegen, konnte kein Wort sprechen, hatte immer eine große innere Angst. Plötzlich fing er an zu schreien: „Die Hölle! Die Hölle!", stieß unartikulierte Laute aus, als man ihn aus dem Bett ziehen wollte. Er wurde dann wieder ruhig, fing aber bald wieder an zu schreien. Wurde dann von der Sanitätskolonne hergebracht.

In diesen Zuständen hatte er nur große Angst, Stimmen hat er nie gehört, auch keine Gestalten gesehen.

Jetzt fühlt er sich im allgemeinen ganz gut körperlich; ist nur aufgeregt und in Angst darüber, wie die Sache wohl gehen werde. Wie seine Frau sich zu ihm weiter verhalten wird, da er seine frühere luetische Infektion verschwiegen hat. Hat Angst, die Stelle zu verlieren, auch, daß sich derartige Zustände öfter noch wiederholen können. Wie die Krankheit weitergeht, kann er nicht beurteilen; auch hierüber macht er sich hin und wieder Gedanken.

Pat. macht all diese Angaben sinngemäß, benimmt sich geordnet; ist in gedrückter Stimmung; erheitert sich bisweilen zu leichtem Lächeln.

Körperliche Untersuchung: Guter Ernährungszustand. Pupillen links > rechts.

Reaktion auf Licht links fast erloschen, rechts besser, doch auch langsam. Reaktion auf Konvergenz beiderseits vorhanden.

Patellarsehnenreflex + beiderseits, sehr lebhaft. Achillessehnenreflex +, Bauchdeckenreflex ++, lebhaft. Armreflexe desgleichen. Leichte Fazialisdifferenz: links < rechts. Starker Tremor der Extremitäten. Romberg und Babinski fehlen. Augenhintergrund: Rechte Papille deutlich, scharf; linke Papille unregelmäßig, verwaschene Ränder. Sprache und Schrift ungestört

Wassermannsche Reaktion im Blut positiv, im Liquor negativ bei geringer, positiv bei höherer Konzentration. 133 Zellen im Kubikmillimeter. Nonne Phase I schwach positiv.

15. X. 11. Pat. wurde, nachdem er sich in den letzten Tagen ruhig und geordnet verhalten hatte, auf die ruhige Abteilung verlegt.

17. X. Wurde heute sehr zitterig, aufgeregt, ängstlich, unruhig; verlangte dringend, nachhause gelassen zu werden, fürchtete, sein Zustand würde zu keinem guten Ende führen, glaubte, seine Frau wolle ihn in Stich lassen, alles würde am Ende schief gehen; beruhigte sich alsbald wieder.

25. X. 11. Benimmt sich ruhig, geordnet, willig. Äußert immer wieder Befürchtungen, seine Frau wolle ihn verlassen; macht sich immer noch Gedanken über die Zukunft. Pat. wird mit Schmierkur und Salvarsaninjektionen behandelt.

28. X. 11. Nach Aussprache mit der Frau hat er die Überzeugung gewonnen, daß sie ihn nicht im Stich läßt; das hat ihn sehr beruhigt; jetzt fühlt er sich wesentlich wohler.

30. X. 11. Stimmung gedrückt, etwas ängstlich; gestern hatte er am Nachmittag wieder eine Zeit, zirka eine Stunde lang, wo er daran zweifelte, ob denn dies alles Wirklichkeit sei, daß er hier ist. Er ging dabei auf und ab im Zimmer, glaubte, daß die übrigen Patienten nur scheinbar da seien. Erst nach längerem Nachdenken erkannte er wieder die Wirklichkeit der Situation. Neurologisch keine Veränderung.

Psychisch ist eine entschiedene und bedeutende Besserung festzustellen. Stimmung zuversichtlich. Äußert keine krankhaften Ideen mehr. Bekundet lebhaftes Interesse für seine Frau, schreibt ganz nette Briefe. Fühlt sich auch subjektiv wohler. Sehnt das Ende der Schmierkur herbei, um entlassen zu werden. Macht einen durchaus geordneten Eindruck.

27. XI. Die Besserung hält an. Körperlich und psychisch wohl.

3. XII. **Wassermannsche Reaktion im Blut noch positiv, im Liquor dagegen negativ auch bei höherer Konzentration. 48 Zellen im Kubikmillimeter gegenüber 133 am 5. X. Nonne Phase I negativ.**

Katamnese: XII. 12. Der Hausarzt teilt mit, Patient sei völlig gesund und arbeitsfähig geblieben. Nach einer Kalomelinjektionskur sei nunmehr auch die Pupillenstörung verschwunden.

Zusammenfassung.

Ein 31 Jahre alter Ingenieur, der bisher nie psychisch krank gewesen und im Trinken sehr mäßig war, akquirierte im Jahre 1907 Lues. Sekundärerscheinungen; 5—6 Injektionskuren; W.-R. 8 Monate vor der psychischen Erkrankung negativ.

Im Mai 1911, $3\frac{1}{2}$ Jahre nach der Infektion, stellte sich eine 3 Stunden andauernde Sprachstörung ein, die in den nächsten Tagen sich zweimal für kürzere Zeitdauer wiederholte. Gleichzeitig traten Paraesthesien in Form von Taubsein der Finger und der rechten Wange auf. Seitdem war der Kranke reizbar, leicht erregt, litt an Kopfschmerzen, war aber im übrigen nicht auffällig, tat Dienst. 6 Wochen später, gelegentlich einer Urlaubsreise, wurde er ängstlich erregt, glaubte sich von einem Mitreisenden bedroht, fürchtete, wahnsinnig zu werden, war dabei hyperästhetisch gegenüber Geräuschen, sehr reizbar, schlug ein Kind auf der Straße ohne rechten Anlaß. Bald traten stürmische ängstliche Erregungszustände ein, während Patient in den Zwischenzeiten etwas ängstlich und deprimiert aber durchaus orientiert, in seinem Verhalten geordnet war. Wiederholt litt Patient an einer eigentümlichen Ratlosigkeit, glaubte, die ihn umgebende Situation sei unwirklich, er bilde sie sich nur ein. Einzelne optische illusionäre Wahrnehmungen scheinen auf der Höhe der Erregung bestanden zu haben, akustische und solche seitens der anderen Sinnesgebiete nicht. Wenn überhaupt, lag eine aber auch wohl nur leichte Bewußtseinstrübung während der erregten Phase vor, die Erinnerung ist wenigstens ohne wesentliche Störung. Körperlich bestand fast völlige Lichtstarre einer Pupille, Fazialisdifferenz und Tremor. Es fand sich weiterhin positive W.-R. im Blut,, positive W,-R. im -Liquor bei hoher Konzentration, starke Hyperlymphozytose und positive Nonne Phase I.

Unter kombinierter Hg- und Salvarsanbehandlung verschwand die ängstlich labile Stimmung; der Liquor reagierte, auch bis 1,0 ausgewertet, negativ, die Phase I verschwand, die Zellzahl sank.

Die Heilung hat angehalten (Katamnese XI. 12) Patient ist voll arbeitsfähig, und nach einer weiteren Kalomelinjektionskur soll auch die einseitige Lichtstarre nunmehr verschwunden sein.

Epikrise.

An der luetischen Genese der psychischen Störungen dürfte wohl kein Zweifel sein. Wir haben den engen zeitlichen Anschluß an neurologische Symptome akuter zerebraler Prozesse, haben den für Lues cerebri charakteristischen Liquorbefund und eine sehr prompte Wirkung der Quecksilber- bzw. Salvarsanbehandlung.

Die Störungen konnten an eine beginnende Paralyse denken lassen; besonders die expansive Form der Paralyse leitet sich ja nicht selten mit derartigen flüchtigen Erregungszuständen auf dem Boden einer reizbaren, überempfindlichen, labilen Gemütslage ein. Die Distanz zur Infektion war jedoch mit 3½ Jahren zu kurz für die Annahme dieser Möglichkeit, der Liquorbefund sprach gleichfalls stark dagegen und der Verlauf beseitigte schließlich jeden Zweifel.

Das Krankheitsbild hat jedoch, wenn man will, einen psychogenen Einschlag. Der Kranke benahm sich zeitweise recht lamentabel. Jene stürmischen kurzen Erregungszustände, in denen er „Hölle, Hölle" schrie und ohne entsprechende pathologische Bewußtseinsinhalte so starke Exaltation zeigte, erinnerten gewiß an psychogene Erregungszustände. Auch aus der Entwicklung der Störungen ließe sich manches für diese Auffassung verwerten. Wir hörten, daß die Anfälle von Sprachstörung auf ihn eine außerordentlich beängstigende Wirkung ausübten, die Paralysefurcht erzeugten, und daß diese Befürchtungen sich allmählich entwickelten und auch in den eigentlich psychotischen Phasen wiederkehrten. Auch die gelegentlichen weinerlichen Befürchtungen während der Rekonvaleszenz, sowie die Zweifel an der Realität der ihn umgebenden Situation erinnern an psychogene Zustände. Es scheint mir jedoch angesichts der Schwere der körperlichen Begleitsymptome der Hirnsyphilis kaum angebracht, der psychogenen Ätiologie eine wesentliche Rolle beizumessen. Man könnte sich vielleicht noch eher dazu entschließen, wenn es sich um eine ausgesprochen degenerative Persönlichkeit handelte, was aber hier nach allem, was wir über das Vorleben erfahren haben, nicht der Fall ist. Man wird vielleicht eine nicht ganz gewöhnliche psychische Reaktionsweise auf einen syphilitischen Hirnprozeß annehmen können schon aus dem Grunde, weil sonst derartige Krankheitsbilder wohl häufiger vorkommen müßten. Aber das Wesentliche und im engeren Sinne ätiologisch Wirksame ist eben doch der organische Prozeß, dessen klinische Symptome hier wie überall durch die psychische Eigenart des Kranken beeinflußt erscheinen.

Das Krankheitsbild läßt sich kurz folgendermaßen kennzeichnen: Auf der Grundlage einer von einzelnen vagen Verfolgungsideen und akustischer Überempfindlichkeit begleiteten ängstlich depressiven Verstimmung traten einzelne stürmische Erregungszustände von großer Flüchtigkeit auf, die ohne wesentliche Bewußtseinsveränderung, ohne distinkte Sinnestäuschungen und ohne ausgeprägte Wahnvorstellungen verliefen.

Beobachtung IV.

E. Elise, Schneidersfrau, geboren 3. XII. 1872. Aufgenommen: 2. VII. 1909.

Vorgeschichte: Ehemann, Paralytiker in Remission, gibt an, Pat. habe seit etwa 2 Wochen Schwäche im rechten Arm.

Habe vorgestern noch arbeiten können. In der letzten Nacht habe sie geschlafen. Am Morgen unruhig, zeigte an die Wand, da seien die Kinder. Glaubte, die ganze Familie müsse fort.

Aus den eigenen Angaben der Pat. ist zu erwähnen, daß eine ihrer Schwestern sich ertränkte und daß der Vater Trinker war. Pat. lernte gut in der Schule, war später Köchin. In der vor 9 Jahren geschlossenen Ehe keine Fehlgeburten, einige noch lebende Kinder. Über den Infektionstermin nichts bekannt.

Körperlicher Status: Zunge gerade, etwas zitternd vorgestreckt. Rechte Nasolabialfalte etwas schärfer ausgeprägt als linke. Bewegungen im Gebiete des

Fazialis erfolgen gleichmäßig. Schädel nicht klopfempfindlich. Keine hysterischen Stigmata. Pupillen l > r; reagieren ziemlich schnell, aber nicht sehr ausgiebig auf Licht. Augen frei beweglich. Patellarsehnenreflexe beiderseits gesteigert. Achillessehnenreflexe vorhanden. Babinski negativ. Fußklonus negativ. Armreflexe beiderseits gleich, schwer auslösbar. Sensibilität intakt. Wassermannsche Reaktion im Blut positiv, im Liquor negativ (nicht ausgewertet). Keine Zellvermehrung.

Psychischer Status: Pat. ist ruhig, starrt meist aus dem Fenster. Kommt Aufforderungen bereitwillig nach; weiß den Wochentag nicht, es sei 1. VI. 1909 (2. VII. 1909). Glaubt im Krankenhaus zu sein; wie sie hört, sie sei in der psychiatrischen Klinik, fängt sie an zu weinen; da sei ihr Mann 1907 gewesen, sie habe ihn öfters besucht. Wisse nicht, wer ihre Kinder versorge, man wolle sie nach Ungarn holen. Weiß, daß hier Geisteskranke seien; ihr fehle nichts. Gibt Alter, Geburtsdatum und Geburtsort richtig an. Schätzt die Umgebung richtig ein.

Die daheim seien so dumm gewesen und hätten den Doktor geholt. Sie habe geweint; Männer seien heute nacht gekommen, sie hätten nicht so ausgeschaut, wie man bei uns ausschaut, hätten in einer fremden Sprache gesprochen, packten sie. Sie sei aus dem Hause davon gelaufen, auf den Friedhof; dann sei sie wieder heimgekommen, habe nachgeschaut, ob die Männer noch dort seien; sie hätten noch beim Fenster gelauert, nur noch ein bißel hineingeschaut, es waren zwei große und ein kleiner. Sie waren schwarz wie der Teufel. „Es wäre eine schöne Frau gekommen, die hätt' mir geholfen, die hat man nicht reingelassen. Die Männer hatten einen großen Kürbis, da wollten sie alle meine Kinder hinein tun. Ich hab' gesagt, da gehen sie nicht hinein, da muß man eher einen Korb haben. In Ungarn, da werden die Kinder versteigert, da muß man betteln gehn." — Weinen, das bald in ein Lächeln übergeht. Man habe ihr zuerst 30 Kronen vom Budapester Kinderschutz gegeben, dann habe man sie angepackt.

Über ihren Lebenslauf macht sie korrekte Angaben in guter chronologischer Reihenfolge.

Sei früher nie krank gewesen; keine Perioden von Schwermut oder Heiterkeit, sei immer ernst gestimmt gewesen. Seit Februar trinke sie täglich ¾ Liter Bier, früher habe sie gar nichts getrunken. Periode sei immer unregelmäßig gewesen, komme alle 14 Tage, setze dann längere Zeit aus, einmal 4 Monate. Jetzt habe sie dieselbe 3 Monate nicht mehr.

Hatte einen Zugehplatz. den sie noch bis gestern versehen konnte.

Hatte vor ein paar Wochen Kopfweh in den Schläfen; es verging in ein paar Tagen, jetzt wieder Kopfweh seit gestern. War recht müde und matt in den letzten Tagen. Seit 6 Wochen hatte sie Schmerzen im rechten Arm, fast alle Nacht, in letzter Zeit so stark, daß sie nicht mehr schlafen konnte, es zog die Finger ganz ein; morgens habe es lange gedauert, bis sie die Hand wieder bewegen konnte, untertags habe sie gar nichts gespürt.

Vor 14 Tagen war der rechte Arm bis zum Ellbogen ganz pelzig; Gefühl von Ameisenlaufen, Pat. konnte nichts anfassen; es dauerte einige Tage, war aber morgens am schlimmsten; Zuckungen traten nicht auf.

Vor 8 Tagen wurde ihr auf dem Heimweg recht schlecht und schwindlig, sie mußte brechen, verschüttete alles, was sie dabei hatte. Verlor nicht das Bewußtsein. Am Abend und in der Frühe mußte sie nochmals erbrechen.

Die Kopfschmerzen waren hauptsächlich nachts.

Hatte keine Krampfanfälle. Pat. war vorher nicht traurig verstimmt; keine Selbstvorwürfe.

Gestern abend war sie ganz wohl, ganz lustig. Kam vom Waschen, aß etwas und ging schlafen. In der Nacht hatte sie immer Angst, mußte alleweil aufstehen, das Bett der Kinder sah sie voll Blut, die 2 kleinen Kinder waren fort, die habe man schon im Kamin gehabt. Am Plafond, an der Decke, waren 2 Löcher, da seien die Männer hereingekommen. Sie habe gesagt, man solle die Kinder aus dem Kamin tun, sie habe sie nicht mehr erreichen können. Sie habe die Kinder immer schreien hören. Sonst habe sie nichts gehört. Die Löcher seien ganz eng gewesen, da müßten die Männer hindurch sein; dann auf Vorhalt: sie würden wohl beim Fenster herein sein. Den Mann hätten sie zuerst fort geholt, dann sei er aber wieder da gewesen. Jetzt sei sie traurig, wolle heim zu den Kindern. Wenn man Pat. vorhält, daß das alles Phantasien seien, wird sie zweifelhaft, hält es für möglich. „Dann holen sie mich nicht, dann wäre ich glücklich"; lächelt. Spricht aber sofort wieder davon. Wie sie den Kürbis gesehen habe, habe sie sich gefreut, daß er ihr gehöre, weil die Kinder ihn so gerne äßen. Wird dann ganz heiter, weil sie nicht nach Ungarn müsse.

Allgemeine Kenntnisse ihrem Bildungsgrad entsprechend. Keine Störung der Merkfähigkeit.

6. VII. Beginn einer Schmierkur. Nachts immer sehr ängstlich. Sagt, sie müsse sich zusammennehmen, daß sie nicht aus dem Bett gehe. Es sei ihr so gewesen, als wenn etwas bei den Füßen im Bett lag. Tags keine Angst. Häufig reißende Schmerzen im rechten Arm, es habe gezuckt, Gefühl von Taubheit. **Handdruck heute deutlich rechts schwächer als links, Nadelstich wird am rechten Arm deutlich schwächer empfunden als links.**

Fürchtet zuweilen, fortgeholt zu werden.

10. VII. Kann nachts nicht schlafen, ist ängstlich. **Hat Stechen in den Zehen des rechten Fußes.**

Beine: Motorische Kraft deutlich im rechten Bein schwächer als links, Hypästhesie bis hinauf zur Hüftbeuge. Warm etwas schwächer empfunden als links.

Arme: Rechts Motilität wie vorher. Watteberührung nicht empfunden bis hinauf zum Schultergelenk. Nadelstich schmerzhaft, jedoch weit schwächer als links.

Warm weniger deutlich empfunden. Reflexe nicht deutlich verschieden. Patellarsehnenreflex rechts vielleicht etwas schwächer. Kein Babinski, kein Klonus.

14. VII. Nachts weniger ängstlich; schläft. Bein unverändert.

Motilität und Sensibilität im Arm etwas besser.

Patellarsehnenreflexe beiderseits lebhaft, gleich.

24. VII. Rechte Hand motorisch noch ein wenig schwächer als linke. Sensibilität wird jetzt gleich angegeben. Die Kraft erscheint in den Beinen jetzt annähernd gleich. Schmerzempfindung rechts noch ein wenig herabgesetzt.

Drängt sehr fort, zeigt wenig Einsicht. Entsinnt sich nicht ihres Zustandes, nur daß sie glaubte, nach Ungarn zu kommen.

31. VII. Fragt heute, ob sie Nierensteine habe, sie sähe solche Bröckel im Urin, ob sie die Lungensucht habe, sie habe solche Schmerzen im Kreuz. Urin ist klar, ohne Konkremente. Pulmones ohne Befund. Ist ruhig; hörte noch einmal die Kinder hinter der Wand schreien. Nachts ruhig.

4. VIII. Gerät in Erregung, weil sie die Matratze einer anderen Kranken erhielt; glaubt, sie sei eine wehrlose Frau, der man alles antun könne; weint. Sensibilität und Motilität beiderseits gleich. Hat hier und da im rechten Arm noch Ameisenlaufen.

14. VIII. Pat. ist ruhig, macht sich Sorgen um Mann und Kinder. Nichts von Sinnestäuschungen.

Noch immer Ameisenlaufen. im rechten Arm. Watteberührung und Nadelstich am rechten Arm und Fuß immer etwas schwächer empfunden als links.

Rohe Kraft annähernd gleich.

Puls immer beschleunigt, über 100.

19. VIII. Pat. ist heiterer. Depressive Vorstellungen sind nicht mehr wahrzunehmen. Ist tagsüber auf der ruhigen Abteilung.

Schmierkur seit 8 Tagen beendet. Überführung nach Eglfing; von da nach einigen Wochen entlassen, nachdem sie während ihres dortigen Aufenthaltes keinerlei Störungen mehr gezeigt hatte und völlige Krankheitseinsicht eingetreten war.

Katamnese: Stellt sich am 24. XI. 1912 wieder vor.

War seit ihrer Entlassung in Stellung. Hatte einen Dienstplatz, in dem sie zu waschen, zu bügeln und die Kinder zu besorgen hatte, über 2 Jahre inne.

Nur im November 1911 trat wieder eine vorübergehende psychische Störung auf, derentwegen sie 10 Tage im Krankenhaus Simbach war; sie wurde ängstlich, fürchtete, sie werde fortgebracht, hatte beängstigende, schattenhafte Erscheinungen hörte Stimmen in einer unverständlichen Sprache wie 1909.

Pat. hat für beide Attacken völlige Krankheitseinsicht und macht einen völlig natürlichen, affektvollen Eindruck. Auch intellektuell keine Schwächeerscheinungen.

Leidet fast dauernd an starken Kopfschmerzen, besonders nachts, so daß sie dadurch oft aufgeweckt wird. Zuweilen Schwindelanfälle. Sie sei etwas vergeßlicher geworden, müsse sich manches aufschreiben. Der rechte Arm sei auch jetzt noch häufig gefühllos, lasse bei der Arbeit manchmal aus, sei überhaupt schwächer und es ziehen sich die Finger ein.

Körperlich: Druck der rechten Hand schwächer. (Keine Atrophie, keine Reflexanomalien, keine Spasmen.) Zunge weicht nach links ab.

Patellarsehnenreflexe sehr lebhaft, gleich.

Pupillen mittelweit, gleich; reagieren prompt auf Licht und Konvergenz.

Zusammenfassung.

37jährige Paralytikerfrau. Über den Termin der Infektion ist nichts bekannt. Die Ehe mit dem syphilitischen Gatten wurde vor 9 Jahren geschlossen, die Infektion datiert also wahrscheinlich ebensoweit zurück. Früher psychisch gesund. Nachdem während einiger Wochen starke Kopfschmerzen, Schwindelanfälle mit Erbrechen, schmerzhafte Sensationen und Parästhesien im rechten Arm aufgetreten waren, stellte sich während der Nacht ein ängstlicher Erregungszustand ein. Sie hatte traumartige szenenhafte Visionen beängstigender Art. In der Klinik machte sie anfangs einen leicht unklaren Eindruck, orientierte sich dann sehr bald und war während ihres weiteren Aufenthaltes stets klar. Von vornherein bestand eine gewisse Unsicherheit gegenüber der Realität ihrer phantastischen Erlebnisse. Wiederholt traten noch besonders in der Nacht leichtere Angstzustände auf und auch bei Tag äußerte sie wiederholt vage Verfolgungsideen und hypochondrische Vorstellungen, hatte auch vereinzelte Phoneme. Affektiv war sie labil, bestimmbar, auch die ängstlichen Verstimmungen waren nicht tiefgehend. Körperlich bestanden neben Kopfschmerzen Symptome seitens der rechten Extremitäten, besonders der oberen, in Gestalt von Parese, Parästhesien, Schmerzen und objektiven Sensibilitätsstörungen, zum Teil flüchtigen Charakters.

Die W.-R. war im Blut positiv, im Liquor negativ bei einfacher Konzentration; die Auswertung des Liquor und die Globulinbestimmung waren s. Z. noch nicht eingeführt. Zellvermehrung bestand nicht.

Unter einer Schmierkur verschwanden im Laufe einiger Wochen die psychischen Störungen, und auch die körperlichen Erscheinungen verloren sich mit Ausnahme geringfügiger Sensibilitätsstörungen.

Die Erinnerung an die traumhaften Erlebnisse zu Beginn der Erkrankung war später nur noch summarisch vorhanden. Die völlige Krankheitseinsicht stellte sich erst einige Zeit nach der Entlassung ein.

Patientin ist später gesund und arbeitsfähig geblieben, bis drei Jahre später sich wieder eine ganz ähnliche Psychose mit Angst, Verfolgungsideen, visionären Erscheinungen und Gehörstäuschungen einstellte, die 10 Tage dauerte. Später keine psychischen Störungen mehr. Kopfschmerzen, Schwindelanfälle sowie Parästhesien und flüchtige Paresen im rechten Arm haben hingegen die ganzen Jahre über bestanden. Es hat sich weder ein affektiver noch ein intellektueller Schwächezustand entwickelt, nur ist die Kranke etwas vergeßlich geworden.

Epikrise.

Die psychischen Störungen entwickelten sich hier in so engem Anschluß an das erste Auftreten luetischer Herdsymptome, daß es wohl kaum angängig ist, ihre luetische Bedingtheit zu bezweifeln. Symptomatologisch sind die psychischen Erscheinungen ausgezeichnet durch ihren flüchtigen Charakter und zeigen in dieser Beziehung eine gewisse Übereinstimmung mit dem Kommen und Gehen der Mehrzahl der körperlichen Phänomene. Die im Abstande von drei Jahren aufgetretenen episodischen halluzinatorischen Angstzustände erinnern in ihrer psychischen Gestaltung am ehesten an psychogene Krankheitsbilder, zumal der abenteuerlich phantastische Inhalt der Visionen so sehr hervortritt. Es dürfte aber wohl kaum befriedigen, ihnen diese Deutung zu geben. Die Kranke hat niemals hysterische Züge dargeboten und auch zur Zeit der Psychose war das ganze Gebaren so maßvoll, so gar nicht die schreckhaften Vorstellungen wiederspiegelnd, daß man nicht für einen Augenblick den Eindruck einer psychogenen Entstehungsweise erhielt. Die Reaktionsweise war vielmehr eher affektschwach. Die geringe affektive Ergriffenheit spricht gewiß auch gegen die Auffassung, daß wir es hier mit Phasen des manisch-depressiven Irreseins zu tun haben könnten. Wie aus dem Fortbestehen der körperlichen Symptome (Kopfschmerzen, Schwindel, Parästhesien) zu schließen ist, ist der Prozeß noch nicht zur Ruhe gekommen. Eine wesentliche, dauernde psychische Schwächung ist jedoch trotz des mindestens $4\frac{1}{2}$ jährigen Bestehens des Leidens nicht eingetreten.

Beobachtung V.

N. Therese, 33 Jahre alt. Aufgenommen in die Klinik am 21. VIII. 1911.

Vorgeschichte (vom Ehemann bei der Aufnahme erhoben):

Über hereditäre Belastung nichts bekannt. Pat. ist seit 16 Jahren verheiratet. Menses seit dem 14. Jahre; regelmäßig, ohne größere Beschwerden.

Auf der Schule mittelmäßig gelernt, nicht sitzen geblieben. Dann in Stellung als Dienstmädchen, wechselte ziemlich oft die Stellen.

Erster Geschlechtsverkehr mit 16 Jahren. Mit 17 oder 18 Jahren Geschlechtskrankheit. Kondylome, keine gonorrhoischen Symptome. Nur lokal behandelt. Keine sekundären oder tertiären Erscheinungen.

In der Ehe keine Kinder, keine Abgänge. Vorehelich mit 19 oder 20 Jahren Zwillingsgeburt im 7. Monat. Die Kinder starben einige Stunden nach der Geburt.

Es ist bisher nie eine Störung bei ihr aufgetreten. Sie war eine fleißige, tüchtige Hausfrau, war von gleichmäßiger Stimmung, ruhig, ernst, ging gern unter die Menschen. Lustig war sie selten, verstimmt eigentlich nur während des Unwohlseins, bei dem sie meist viel Leibschmerzen hatte. Klagte auch sonst öfter über Leibund seit 2—3 Jahren auch über Kopfschmerzen. Regte sich immer leicht auf, beruhigte sich schnell. Vor zirka einem halben Jahre äußerte sie Ref. gegenüber Furcht, es möchte jemand mal über die Hofmauer bei ihnen hineinsteigen. Wiederholte die gleiche Besorgnis dann noch öfter einer bekannten Frau gegenüber, von der es Ref. nachträglich erfahren hat.

Seit 8—14 Tagen hörte sie die Nachbarinnen über sich schimpfen; sprach sich nicht darüber aus. Behauptete, der Kaffee schmecke anders als früher. Arbeitete bis zum letzten Tag. Der Schlaf war gut.

Gestern Abend hat sie plötzlich eine ernstere Störung gezeigt. Sie bäumte sich plötzlich im Bett auf und rief ihren Mann um Hilfe: „Hilf mir, es ist jemand da, mach' die Fenster zu!" Zitterte am ganzen Leibe, mußte im Bett festgehalten werden. Schrie laut nach dem Schutzmann. Dieser Aufregungszustand dauerte 3 Stunden und wurde erst durch medikamentöse Beeinflussung abgeschwächt. Das Pulver lehnte sie ab, weil sie es für Gift hielt. Ihr Zustand verschlimmerte sich zusehends; heute morgen war sie sehr heftig, gegen den Arzt rücksichtslos, wies ihm die Türe; bei der Überführung benahm sie sich ruhig.

Psychischer Befund: Pat. ist örtlich gut, zeitlich annähernd orientiert. Man hat sie hierher geschafft, weil sie daheim so geschrien hat. Dort ist sie seit einigen Tagen elektrisiert worden, sie spürte nachts immer so Zuckungen im ganzen Körper und vermutet, daß die Geschichte vom Zimmerherrn ausgeht oder von Leuten, die mit ihm zusammenhalten. Denn 1. kam es immer von der Wand, die ihr Zimmer von dem des Zimmerherrn scheidet, am ärgsten, 2. hat er sich wohl geärgert über eine Äußerung, die sie acht Tage vorher gesprächsweise fallen ließ. Die Frauen seien in der Beziehung (Kapitel Strohwitwe — eheliche Treue) schlechter als die Männer. Einen anderen Grund für ihre Mutmaßung hat sie nicht. Schon seit etwa 14 Tagen hörte sie wiederholt so ein Pumpen, Rauschen, schnelles Wischen, ein Getrappe und ein Gehämmer, auch Stimmen und Redereien von den Inwohnern: es wäre ihnen gekündigt worden, sie müßten hinaus; Pat. halte sich über andere auf und sei doch noch schlechter. „Es war immer so ein Durcheinander, ein Wispern durch und durch, daß man nichts raus finden konnte."

Längere Zeit schon hat Pat. vorübergehend so einen dummen Geruch in ihrer Wohnung wahrgenommen; wußte nicht, ob er aus dem (nicht geheizten) Ofen oder aus dem Kaffee komme. „Das ist schon absichtlich gemacht worden, ganz bestimmt. Aber, wer es war, weiß ich nicht." Dachte daran, daß das Gefühl, wie wenn sie elektrisiert würde, „so ein Laufen und ein Reißen" von dem schlechten Geruch herrühre.

Bekam am 18. plötzlich Erbrechen und Durchfall ebenso wie zwei andere Hausbewohner. „Wahrscheinlich ist das auch von der Elektrizität gekommen."

Sträubte sich in der Nacht vor ihrer Aufnahme, Arznei zu nehmen, da sie glaubte, der Zimmerherr, der sie geholt hatte, habe Gift hineingetan.

Sah nachts plötzlich einen hellen Lichtschein ins (erleuchtete) Zimmer durchs Fenster hineinfallen, bekam große Angst, versteckte sich unter der Bettdecke, glaubte, es wolle jemand einsteigen.

Pat. wird auch hier elektrisiert, vielleicht von jenem Zimmerherrn, kennt sich nicht aus. Hielt einen Arzt für jenen Zimmerherrn, behauptete von einem anderen, sie habe ihn vor 9 Jahren schon mal gesehen; als sie in der Galeriestraße Fenster geputzt, habe er gefragt, ob er ihr helfen solle, habe ihr verliebte Blicke zugeworfen. Gibt willig Auskunft. Hält wiederholt im Sprechen inne, sieht wie gebannt auf einen Punkt an der Wand oder starrt den Arzt an. Fühlt sich fortwährend elektrisiert. Bestreitet, Stimmen zu hören.

Körperlicher Befund: Klein. Gut genährt.

Pupillen mittelweit, leicht different. Lichtreaktion sehr gering, Konvergenzreaktion gut.

Im übrigen keine neurologischen oder sonstigen körperlichen Störungen. Sprache und Schrift einwandfrei.

Wassermannsche Reaktion im Blut positiv, im Liquor negativ bei geringer, positiv bei höherer Konzentration. Keine Zellvermehrung (4 im cbmm). Nonne Phase I negativ.

4. IX. 11. Während der ersten Tage nach der Aufnahme erschien Pat. noch ängstlich und weinte viel; dann — seit jetzt 8 Tagen — traten alle Störungen zurück, und es stellte sich völlige Korrektur ein.

Sie spricht jetzt mit Lachen von den Vergiftungsideen, die sie gehabt, von ihrer Furcht vor dem Zimmerherrn, er könnte mit ihr anbändeln. Sie erzählt, sie habe geträumt, der Zimmerherr stehe nackt vor dem Bett, das habe ihre Furcht bestärkt. Hier in der Klinik habe sie Vergiftungsideen gehabt; habe immer fort gewollt, glaubte, ihrem Manne, mit dem sie immer gut gelebt habe, könnte was passieren.

Pat. habe gefühlt, wie sie hier von Tag zu Tag ruhiger wurde.

Habe oft das Bedürfnis zu weinen, fühle sich müde und schwach, müsse sich dann niederlegen. Hatte oft kalte Füße. Hier habe sich die Angst verloren, sie fühle sich beruhigt, lache gerne, habe das Bedürfnis, sich mehr zu bewegen.

Pat. ist leicht euphorisch, zugänglich, geht gerne heim. Erklärt die gehabten Reden als Unsinn; es sei nur Einbildung gewesen.

7. IX. 11. Pat. wurde heute nach Hause entlassen. Es sind keine psychischen Störungen mehr nachweisbar.

Die Patientin ist bisher nicht wieder erkrankt. (I. 1913.)

Zusammenfassung.

Die 33 jährige Patientin war vor etwa 15 Jahren geschlechtskrank, hatte Kondylome; sie wurde nur lokal behandelt.

Bisher hatte sie niemals psychische Störungen gezeigt. Seit 2—3 Jahren litt sie an Kopfschmerzen.

Vor etwa 14 Tagen begann sie ängstlich zu werden, hörte Stimmen, die ihr unangenehme Dinge sagten, glaubte, von einem Zimmerherrn durch die Wand hindurch elektrisiert zu werden, nahm schlechte Gerüche wahr, die absichtlich gemacht wurden. Dabei tat sie jedoch ihre Arbeit und war nach außen hin nicht auffällig. In der Nacht vor ihrer Einlieferung in die Klinik setzte ein lebhafter ängstlicher Erregungszustand ein, in dem sie glaubte, man wollte sie vergiften.

In der Klinik hielt die Kranke in den ersten Tagen an ihren Verfolgungsideen fest, war ängstlich gespannt, ohne wesentliche psychomotorische Erregung zu zeigen, glaubte auch noch elektrisiert zu werden, während Gehörstäuschungen sich nicht mehr einstellten.

Dabei bestand eine leichte Unklarheit, die sich in ungenauer zeitlicher Orientierung, einzelnen Personenverkennungen äußerte. Jedoch war sie zugänglich und zeigte keinerlei katatonie ähnliche Züge.

Dann trat nach 4 Tagen nach vorübergehender leichter Depression eine völlige affektive Beruhigung und Korrektur sämtlicher Wahnideen ein. Sie erklärte alles für Unsinn und Einbildung, habe gefühlt wie sie hier von Tag zu Tag ruhiger wurde, und jetzt sei sie wieder ganz heiter. Die Erinnerung an die Wahnideen und Sinnestäuschungen war erhalten. Das Gebaren war durchaus frei und natürlich. Die Gesamtdauer der Störung betrug etwa 18 Tage. Körperlich fand sich sehr geringe Lichtreaktion der Pupillen.

W.-R. im Liquor negativ bei einfacher, positiv bei höherer Konzentration. W.-R. im Blut positiv. Keine Zellvermehrung. Nonne Phase I negativ.

Die Kranke ist inzwischen gesund geblieben.

Epikrise.

Die Abschwächung der Lichtreaktion und der Liquorbefund sichern die Annahme einer luetischen Erkrankung des Zentralnervensystems.

Die von kurz dauernden Täuschungen auf verschiedenen Sinnesgebieten und von Verfolgungsideen begleitete ängstliche Erregung ist schwer den uns bekannten klinischen Bildern einzuordnen. Gegen eine epileptische Störung spricht das sehr allmähliche Ansteigen der Symptome und der Umstand, daß größtenteils das Bewußtsein völlig ungetrübt war und nur auf der Höhe der Erregung eine sehr leichte Beeinträchtigung erfuhr; zudem das Fehlen aller epilepsieverdächtigen Antezedenzien.

Auch für eine psychogene Psychose fehlt jeder Anhaltspunkt; die Störung begann ohne jeden erkennbaren äußeren Anlaß. Gegen das Vorliegen eines Zustandsbildes des manisch-depressiven Irreseins läßt sich anführen, daß die Kranke, abgesehen von der Angst, keine ausgeprägte Veränderung des affektiven

Verhaltens darbot, daß die Sinnestäuschungen in so hohem Grade prävalierten und die Genesung so unvermittelt eintrat. An Dementia praecox ist im Hinblick auf das Fehlen aller Willensstörungen und die schnell eingetretene völlige Korrektur wohl kaum zu denken. Schließlich bot die Kranke auch keinerlei Verdachtsgründe für eine beginnende Paralyse, eine Annahme, gegen die der Liquorbefund auch sehr entschieden sprechen dürfte.

Wir meinen daher, daß man eine luetische Genese der Störung für ziemlich sicher halten darf, wenn auch das gleichzeitige Einsetzen neurologischer Symptome hier nicht vorzuliegen scheint. Immerhin könnte es ja sein, daß die Pupillenstörung sich erst in letzter Zeit entwickelt hat, was sich natürlich nicht beurteilen läßt. Nicht unwichtig ist es, daß seit 2—3 Jahren sich Kopfschmerzen eingestellt haben.

Es ist nicht zu verkennen, daß das Krankheitsbild eine erhebliche symptomatologische Übereinstimmung mit anderen von uns mitgeteilten halluzinatorischen Angstzuständen ohne wesentliche Bewußtseinsstörung, deren luetische Ätiologie noch sicherer fundiert war, darbietet.

Überblick über die akuten Formen.

Die im Anschluß an die einzelnen Fälle bereits gemachten Ausführungen über die jeweilige Beziehung zur Syphilis, über die Eigenart der Krankheitsbilder und schließlich über die Differentialdiagnose erübrigen hier ein nochmaliges Eingehen ins Detail. Es sollen daher nur einige, die Fälle im allgemeinen betreffende Bemerkungen gemacht werden.

Das Vorliegen der Syphilis ist in allen Fällen durch den positiven Ausfall der Wassermannschen Reaktion im Blut sichergestellt worden. Das Bestehen einer syphilitischen Erkrankung des Nervensystems wurde in allen Fällen mit Ausnahme von Fall 4 durch die entsprechenden pathologischen Veränderungen des Liquor nachgewiesen; bei Fall 4 fehlt der Versuch zu dieser objektiven Beweisführung aus dem Grunde, weil er bereits vor Einführung der neueren Methoden zur Beobachtung kam.

Neurologische Anzeichen einer syphilitischen Hirnerkrankung lagen mit Ausnahme von Fall 2 überall vor. Das zeitliche Zusammentreffen ihres Auftretens mit der Entwicklung der psychischen Störungen war in den Fällen 1, 3 und 4 ganz eindeutig; sie begleiteten bei Fall 1 in besonders charakteristischer Weise in zahlreichen Schüben verschiedenartigster Gestaltung die Psychose, um mit deren Heilung gleichfalls zu verschwinden. Die Rückbildung der in Fall 3 aufgetretenen Pupillenstörung ist besonders bemerkenswert; sie überdauerte die Psychose und verschwand erst völlig nach einer wiederholten Quecksilberbehandlung. Die Einwirkung der noch während des Bestehens der psychischen Störungen eingeleiteten Quecksilber-Salvarsanbehandlung hatte bereits den Liquorbefund wesentlich gebessert. Die W.-R. bei höherer Konzentration sowie Nonnes Phase I wurde beseitigt und die Pleozytose erheblich vermindert. Es ist dies leider der einzige Fall, in dem die Wirkung der antisyphilitischen Behandlung am Liquor kontrolliert werden konnte. Die vorwiegend auf den rechten Arm lokalisierten Störungen, welche die psychische Erkrankung bei Fall 4 einleiteten, wurden unter Quecksilber zeitweise zum Rückgang gebracht; sie stellten sich später wieder ein, ebenso wie die Psychose hier rezidivierte.

Während in den genannten drei Fällen das Auftreten nervöser und psychischer Störungen zusammenfiel, ist in Fall 5 diese Koinzidenz unsicher. Die Kranke zeigte, als sie zur Beobachtung kam, bereits erhebliche Pupillenstörungen, und weitere andersartige neurologische Symptome stellten sich während der Psychose nicht ein.

Nur Fall 2 ließ, wie bereits erwähnt, neurologische Begleiterscheinungen überhaupt vermissen, obwohl auch hier der Liquor schwere pathologische Veränderungen aufwies.

Es wäre nun zu untersuchen, ob die psychischen Krankheitsbilder gemeinsame Züge tragen, ob vielleicht die dem gleichen Stadium der Syphilis angehörenden Fälle in besonderem Maße miteinander übereinstimmen, oder ob ganz wesentliche Verschiedenheiten in der Gestaltung der einzelnen Psychosen vorliegen.

Das Gemeinsame besteht in folgendem:

Es handelte sich regelmäßig um ängstliche Erregungszustände, die sich akut oder subakut entwickelten.

Das Bewußtsein war in keinem Falle wesentlich gestört. Leichte zeitliche Unsicherheit, zuweilen Verkennung von Personen, subjektiv empfundene Unklarheit und Ratlosigkeit trat hin und wieder hervor. Die Besonnenheit und die örtliche Orientierung war nie beeinträchtigt.

In allen Fällen lagen Wahnbildungen im Sinne des Verfolgtwerdens vor. Eine kombinatorische Verarbeitung fehlte entweder völlig oder war nur in sehr geringem Grade angedeutet. Depressive Wahnideen in Form von Selbstanklagen oder dergleichen spielten gegenüber den Verfolgungsideen eine ganz untergeordnete Rolle.

Sinnestäuschungen, besonders solche seitens des Gehörs gehörten fast überall zu den am stärksten hervortretenden Erscheinungen. Im einzelnen zeigten sich jedoch Unterschiede, auf die noch eingegangen werden wird.

Die Stimmungslage wurde wesentlich durch die Angst beherrscht. Es handelte sich aber im allgemeinen nicht um einen wirklich machtvollen und anhaltenden Angsteffekt, sondern die Labilität, Flüchtigkeit und Beeinflußbarkeit der Stimmungslage war meist geradezu auffällig. In gewissen Zeiten nahmen die Äußerungen der Angst einen exaltierten, übertriebenen, bisweilen sogar einen hinsichtlich der Intensität des ihm zugrunde liegenden Affekts nicht völlig überzeugenden Charakter an.

Auch die psychomotorische Erregung zeigte selten eine elementare, stürmische Form; sie hielt sich sogar in Fall 2 in so mäßigen Grenzen, daß die Behandlung im Hause durchgeführt werden konnte. Selbst in Fall 1, wo es gelegentlich zu sehr lebhafter, motorischer Aktion kam, blieb auch auf der Höhe der Erregung der Kranke auffallend beeinflußbar.

In Beziehung hierzu steht vielleicht die Tatsache, daß ein gewisses Krankheitsgefühl in einigen Fällen mehr, in anderen Fällen weniger stark ausgeprägt, in der Regel nie völlig die Kranken verließ.

Insoweit wird man wohl eine symptomatologische Ähnlichkeit der Krankheitsbilder zugeben können.

Nach anderer Richtung sind die Fälle recht verschieden.

Vor allem sind die Sinnestäuschungen nach Qualität und Intensität nicht einheitlich. Die Gehörstäuschungen überwiegen allerdings; sie stellen bei Fall 2 und 5 das Hauptsymptom dar, sind auch bei Fall 1 und 4 deutlich, fehlen jedoch bei Fall 3. Dieser letztgenannte Fall nimmt überhaupt eine Sonderstellung insoferne ein, als bei ihm halluzinatorische Elemente mit Ausnahme unbestimmter optischer Trugwahrnehmungen nicht auftraten. Ausgeprägte optische Halluzinationen bot nur Fall 4 und zwar in Form komplizierter phantastischer Visionen. Andeutungen von Geruchshalluzinationen wurden bei Fall 1 und 5 beobachtet. Fall 5 ist zudem der einzige Fall mit pathologischen körperlichen Sensationen; er glaubte, elektrisiert zu werden.

Die Zeitdauer der Erkrankungen war erheblich verschieden. Sie betrug wenigstens 18 Tage und längstens 10 Monate.

Die Entwickelung der psychischen Störungen wurde nur bei Fall 5 durch das Auftreten von Gehörstäuschungen eingeleitet, die etwa 2 Wochen andauerten, während die Kranke noch wenig auffällig erschien. In allen übrigen Fällen stellten sich Sinnestäuschungen erst auf der Höhe des Erregungszustandes ein. Die völlige Einsicht in die Krankhaftigkeit der psychotischen Gebilde blieb bei Fall 2 aus. In den übrigen Fällen trat Korrektur ein, entweder alsbald nach Zurücktreten der Störungen oder öfter nach einem längeren Intervall.

Der Ausgang in Genesung scheint wohl die Regel zu sein; es kommt wenigstens zunächst nicht zu einem erkennbaren Defekt. Wie Fall 2 jedoch lehrt, können unter erneutem Einsetzen von Erregungszuständen sich psychische Veränderungen bleibender Art entwickeln. Es kann aber (Fall 4) ein Rezidiv auch ohne Schädigung überstanden werden.

Was die Frage der möglicherweise bestehenden Gleichartigkeit der denselben Stadien der Syphilis angehörenden Erkrankungen betrifft, so scheinen mir die beiden im Spätstadium entstandenen Psychosen in vielem übereinzustimmen; sie haben sowohl in ihrer symptomatologischen Gestaltung wie in ihrer Verlaufsart größere Ähnlichkeit untereinander wie jede von ihnen mit irgendeinem der anderen mitgeteilten Fälle aus früheren Stadien der Syphilis. Hingegen haben die beiden Kranken im Primärstadium weniger miteinander gemein, wenigstens soweit die mangelhafte Feststellung der Störungen, welche Fall 2 vor seiner Aufnahme in die Klinik geboten hatte, überhaupt eine Vergleichung ermöglicht. Der dem Tertiärstadium zugehörige Fall 4 unterscheidet sich jedenfalls wesentlich von den anderen Kranken durch die sehr geringfügige Ausbildung der Sinnestäuschungen.

Die geschilderten Abweichungen, welche die Fälle untereinander aufweisen, scheinen mir gegenüber den mannigfachen gemeinsamen Zügen, auf die eingangs hingewiesen wurde, nicht so bedeutungsvoll zu sein, daß sie eine gleichartige Ätiologie der Störungen unwahrscheinlich machen.

Chronische Formen.

Beobachtung VI.

M. Wilhelm, Amtsrichter, 38 Jahre alt. I. Aufnahme in die Klinik am 17. IX. 1906.

Über das Vorleben des Kranken und über die Entwicklung der gegenwärtigen Störung unterrichtet folgender Bericht des Hausarztes:

„Der 37 Jahre alte Herr Amtsrichter M. konsultierte mich Anfang Mai 1902 wegen eines typischen harten Schankers.

Nach Auftreten der ersten Sekundärsymptome einer Roseola wurde energisch eine Schmierkur eingeleitet, welche der Kranke sehr gut ertrug; alle Erscheinungen kamen zum schwinden. In den folgenden Jahren 1903 und 04 wurden mehrmals energische Schmierkuren durchgeführt in mehrmonatlichen Abständen; in den Intervallen wurde ab und zu Jodkali verabreicht; die letzte Kur wurde rein prophylaktisch 1904 vorgenommen.

Immer von Zeit zu Zeit stellte sich Herr Amtsrichter M. mir vor, es konnte nie mehr irgendein Anzeichen der früheren Lues entdeckt werden.

Im Juni 1906 kam der Kranke nach langer Zeit einmal wieder zu mir und erzählte, von zwei Herren der hiesigen Gesellschaft würde das Gerücht verbreitet, er habe eine Kellnerin luetisch infiziert; ich machte ihn auf das äußerst Unwahrscheinliche dieser Geschichte aufmerksam und frug nach seinen Quellen; es stellte sich heraus, daß er keine anzugeben wußte; die ganze Art seiner Berichterstattung machte es mir sehr wahrscheinlich, daß es sich um Halluzinationen handle. Zur Gewißheit wurde mir diese Annahme, als er mir nach Pfingsten, aus seiner Heimat zurückgekehrt, erzählte, einige Herren haben am Wirtstisch dort über ihn gesprochen und dieselbe Geschichte erzählt. Auf meinen Vorhalt, warum er diese nicht zur Rede gestellt, blieb er die Antwort schuldig.

In den folgenden Wochen wurde der Kranke immer mehr die Beute von Gehörshalluzinationen, und seine Wahnideen nahmen immer fixiertere Gestalt an; er behauptete jetzt, diese beiden Herren hätten ihn beim Justizminister denunziert, daß er die Wirtin der betreffenden Wirtschaft infiziert habe, es werde ein Disziplinarverfahren gegen ihn eingeleitet; später behauptete er, man habe ihn denunziert, daß er sie genotzüchtigt habe; er würde polizeilich überwacht u. a. m.

Vor einigen Tagen gesellten sich hierzu Gesichtshalluzinationen (?), er sagte, er sehe den Wagen stehen, in welchem man ihn fortführen wolle. Auf die Frage, wie er sich dies erkläre, daß man so ungeheuerliche Beschuldigungen gegen ihn vorbringe, wußte er immer nur die Antwort, die beiden Herren haben mit der Wirtin intimen Verkehr gehabt, sie wissen, daß ihm dies bekannt sei, und aus Rache bringen sie diese Lügen auf. Später bezichtigte er die Wirtin selbst, ihn denunziert zu haben.

In seinem äußeren Verhalten ist der Kranke ganz ruhig, neigt absolut nicht zu irgendwelchen Gewalttätigkeiten, hat sein Amt bis in die letzten Tage völlig einwandfrei besorgt (ich habe erst vor 10 Tagen mit ihm eine gerichtliche Sektion gemacht), nur wenn er auf diese Geschichte zu sprechen kommt, brechen die Wahnideen durch.

Bei der körperlichen Untersuchung ergibt sich, daß zurzeit (6. IX. 1906) an den Armen ein sekundär luetischer Ausschlag besteht.

Ich kenne den Kranken seit seinem 17. Lebensjahr: er war stets gesund und außergewöhnlich kräftig; seine Familie ist, soviel mir bekannt, psychisch intakt."

Beobachtung in der Klinik: Pat. gab in der Klinik an, er habe bis zum 12. Jahre an Bettnässen gelitten. Als Student und auch später noch habe er viel getrunken, als Student wohl 30 Glas Bier am Tage; seit etwa 4 Jahren trinke er weniger, etwa 5 Glas Bier und selten Wein.

Seit einem halben Jahr sei er gedrückter Stimmung. Er hörte oft an Nebentischen und in ähnlichen Situationen laute Bemerkungen über sich machen. Es hieß, er habe die Syphilis: das Gericht, hieß es, erfahre nun davon; mit einer verheirateten Frau habe er Beziehungen (daran stimmte, daß er in der Tat mit einer Frau ein intimes Verhältnis, aber keinen Geschlechtsverkehr hatte). Seit etwa 3 Wochen wurden ihm auch allerlei noch schlimmere Dinge nachgesagt. Er habe einen Notzuchtsversuch gemacht; ein Mädchen, mit dem er tatsächlich ein Verhältnis hat, habe er mit Syphilis angesteckt. Daraufhin ließ er das Mädchen untersuchen; der Amtsarzt beruhigte ihn, er weiß aber nun nicht, ob er es nachher vielleicht noch angesteckt hat. Schritte gegen die Verleumdungen konnte er nicht tun, denn wenn er einen Bekannten fragte, hatte der nie etwas davon gehört, so daß er keine Grundlagen hatte. Er meint, die hätten das wohl gehört, ihm aber nicht zugegeben, um ihn nicht in Ungelegenheiten zu bringen. Direkt ins Gesicht wurde ihm nie etwas gesagt, sonst wäre er gleich dagegen aufgetreten. Möglich ist es auch, daß er einiges nachts gehört hat; es wurde hie und da nachts mit ihm gesprochen, er weiß nicht recht, ob er geantwortet hat. Er hatte öfters das Gefühl, als sei nachts mit ihm was gemacht worden, als sei er ausgefragt worden oder so etwas. Andere nächtliche Beeinflussungen hat er nicht gehabt. Geruchshalluzinationen hat er nicht erlebt. Irgendwelche Gesichtshalluzinationen hat er nicht gehabt, auch nie etwas bemerkt, was er in irgendeine Beziehung zu solchen hätte bringen können; nie stand etwas Derartiges in Zeitungen oder Briefen.

Er konnte noch arbeiten, ging wegen dieser Dinge wenig aus, war sehr zurückhaltend, machte sich Gedanken darüber; eigentlich tief deprimiert war er nicht.

Er nahm an, daß diese Sache von zwei Herren ausging, die auch Beziehungen zu jener Frau hatten und ein Interesse daran, ihn vorzuschieben, damit man nicht erfahre, daß sie auch ein Verhältnis mit der Frau hatten.

Er hat wohl Bekannte gefragt, aber diese sagten ihm immer, sie wüßten nicht, daß die beiden Herren solche Gerüchte ausgestreut hätten. Andere Versuche sich Gewißheit zu verschaffen, hat er nicht gemacht. Es kann sein, daß die beiden Herren auch einmal in seiner Abwesenheit, entweder am Nebentisch oder auch am selben Tisch, wenn sie etwas entfernt von ihm saßen, Bemerkungen in diesem Sinn über ihn gemacht haben; „es kann sein", aber er kann es nicht sicher sagen.

Auch hier in der Klinik sind schon derartige Sachen über ihn gesagt worden. So hat Dr. L. gesagt im Vorbeigehen: „Jetzt hat er auch den König von Württemberg noch beleidigt", das sei doch gewiß nicht wahr, er achte und schätze den König aufs höchste und sei schon seit langen Jahren Reserveoffizier; das sei ihm das unangenehmste, daß ihm solches nachgesagt würde.

Er bleibt auch bei dieser letzten Beleidigung auffallend affektlos, gerät auch dem betreffenden Herrn gegenüber nicht in Affekt, setzt nur immer wieder auseinander, daß er unmöglich dies getan haben könne, und wie unangenehm ihm das sei, macht anscheinend dem betreffenden Herrn gar keinen besonderen Vorwurf daraus, daß er das gesagt habe. Einwürfe, daß er Sinnestäuschungen habe, daß es eine Gehörstäuschung gewesen sei, beachtet er meist gar nicht, bestreitet es nicht und gibt es nicht zu, sagt nur immer wieder, das sei ihm doch sehr unangenehm, daß man solches von ihm sage etc.

Besteht weiterhin darauf, daß es gesagt worden sei; er erinnere sich auch früher einmal eine Äußerung getan zu haben, daß ihm niemand etwas anhaben könne, auch nicht der König von Württemberg; es habe ihm ganz fern gelegen, den König damit beleidigen zu wollen.

Sieht die Krankhaftigkeit seiner Halluzinationen nicht ein, meint schließlich, ob die einzelnen Sachen stimmten, könne er nicht sicher sagen, aber etwas sei gesagt worden, soviel sei sicher.

Manchmal habe er auch über diese Sachen geschimpft, nachher, wenn er zu Hause war.

Manche dieser Bemerkungen hat er direkt gehört, es kam aber auch vor, daß es ihm nachher einfiel, daß dies oder jenes gesagt worden sei. Die letzte Bemerkung hat er direkt gehört. Sie wurde so „en passant" halblaut gesprochen, den Wortlaut weiß er nicht mehr. Das oben Angeführte: „Jetzt hat er auch den König von Württemberg beleidigt" ist nur der Sinn.

Er hat sich über diese Dinge Sorgen gemacht und auch Angst gehabt, er dachte daher wohl auch an Suizid, meint aber, er sei ja unschuldig, es könne ihm also nichts geschehen. Nachts soll er, wie ihm seine Angehörigen sagten, einige Male im Schlaf geschrien haben.

Er hat auch geglaubt, daß sein Bruder ihn verfolge und ihn umbringen wolle, er hat das aus dem Benehmen desselben geschlossen, und er hat auch wohl diesbezügliche Bemerkungen fallen lassen, gewiß weiß er das letztere aber nicht. Er hat das gestern noch geglaubt, jetzt ist es wieder weg. Sein Bruder ist fort, er glaubt deshalb, daß er ihm nichts tun werde; wenn er aber hier wäre, glaubt er, werde er ihm was tun. Früher hatte er keinen Verdacht, erst in den letzten 14 Tagen. Sein Bruder stellt ihm nach wegen der Dinge, die in H . . . . . heim vorgekommen sind, der Nachreden, weil er seine Stelle als Amtsrichter und als Reserveoffizier verloren habe.

Pat. weiß aber nicht sicher, ob er (Pat.) noch Reserveoffizier und Amtsrichter ist, er meint, er sei es nicht mehr. Auf die Zusicherung, er sei beides noch, äußert er mit einem gewissen, freudigen Erstaunen: „Das hab' ich nicht gewußt, das hat mir niemand gesagt."

Pat. ist besonnen, orientiert, weiß über seine Verhältnisse gut Bescheid zu geben. Er faßt gut auf, antwortet sinngemäß, vielleicht ein wenig langsam. Hin und wieder scheint er zerstreut, ist aber sofort zum Aufmerken zu veranlassen.

Auffallend ist die Art und Weise, wie er diese Dinge vorbringt. Er redet ruhig, etwas gespannt, mit gleichmäßiger, nicht lauter Stimme davon, äußert wohl Unbehagen und etwas Besorgnisse, doch entspricht sein Affekt in keiner Weise den angeführten Vorstellungen. Selbst von den Nachstellungen seines Bruders erzählt er mit ziemlich apathischem Tone wie von gleichgültigen Sachen und findet gar nichts Besonderes darin, nimmt es auch anscheinend seinem Bruder nicht weiter übel. Er ist ohne Krankheitseinsicht; gibt zwar zu, daß er seit einem halben Jahre anders sei als früher, aber er fühle sich sonst völlig gesund, und soviel sei sicher, daß etwas gesagt worden sei.

Der körperliche Befund weist keine Störungen des Nervensystems auf. Im Gesicht befinden sich zahlreiche Aknepusteln. Anzeichen für chronischen Alkoholismus fehlen. Der allgemeine Kräftezustand ist sehr gut.

19. IX. 06. Ruhig, geordnet, mißtrauisch. Wünscht abends den Arzt zu sprechen; verlangt ohne viel Nachdruck seine Entlassung. Da draußen werde gesprochen (im Saal); besonders ein Großer und zwei mit schwarzen Schnurrbärten beteiligten sich daran. Es solle ein Anschlag gegen ihn gemacht werden; er werde überfallen, und sodann werde ein Gericht abgehalten, und zum Schluß solle er verhauen und im Hemde auf die Straße gesetzt werden. Er solle auch chloroformiert und in eine dunkle Zelle gesperrt werden. Das sei alles von seinem Bruder und seinem Vetter angeordnet. Die Leute sprechen nun untereinander über ihn.

26. IX. 06. Vollkommen einsichtslos; wenn man ihm sagt, daß all das krankhaft sei, so geht er meistens gar nicht darauf ein. Lächelt höchstens mißtrauisch findet in der Zeitung allerlei, was ihm auffällt; er glaubt, daß die Zeitung speziell für ihn resp. die Klinik gedruckt werde. Beschäftigt sich wenig mit Lesen. Hörte in den letzten Tagen nur noch selten eine Bemerkung.

1. X. 06. Heute wurde ihm Ausgang mit Bruder und Schwester erlaubt; seine erste Frage war gleich, ob er auch ein Glas Bier trinken dürfe; eine Halbe im Hofbräu könne doch nichts schaden.

14. X. 06. Hat seine Meinung, daß in der Zeitung besondere Dinge stehen, bald korrigiert und nichts Neues mehr darin gefunden. Äußerte längere Zeit keine Halluzinationen mehr, hielt aber an der Wahrheit der alten fest. Erklärte auf alle Einwände, die er im einzelnen anerkannte, schließlich in der gleichen etwas stumpf verbissenen Weise, er habe es aber gehört, und das eine oder andere sei über ihn gesagt worden.

Ging häufig mit seiner Schwester aus, ohne daß es Schwierigkeiten gab. Vor mehreren Tagen aber schon erklärte er, in einer Wirtschaft sitzend, seiner Schwester, der Mann dort am anderen Tisch sage „versuchter Mörder", womit er ihn meine. Wenn er nun nicht bald still sei, gehe er hin und stelle ihn zur Rede; ließ sich aber von der Schwester beruhigen. Äußerte nur, er wolle der Sache ein Ende machen und sehen, was denn eigentlich dahinter stecke. Seit einigen Tagen nun ist es viel schlimmer mit ihm. Auf dem Spaziergang hat er fast von jedem Vorübergehenden sagen hören „versuchter Mörder"; nur wenn er die Leute nicht ansah; wenn er sie ansah, waren sie still. Ließ sich nur durch den Hinweis auf die Schwächlichkeit eines Krüppels, der vor ihnen herging und immer wieder „versuchter Mörder" sagte, davon abhalten, hinzugehen und jenen niederzuschlagen. Hörte schließlich sogar seine eigene Schwester, während er in einen Zigarrenladen ging, leise „versuchter Mörder" sagen.

Äußerte, im Saal seien mehrere Kranke, die mit Namen von Freunden von ihm angeredet würden, um ihn zu ärgern; die Namen, die er anführte, sind in der Tat Namen von einigen Kranken.

Für die Unsinnigkeit seiner Halluzinationen hat er kein rechtes Verständnis; wundert sich zwar über den seltsamen Ausdruck „versuchter Mörder", auch darüber, daß ihn hier jeder kenne, meint aber, es müsse wohl so sein. Daß selbst seine Schwester ihn beleidige, führt er darauf zurück, daß sie es seinem Bruder zu Liebe vielleicht tue, der einen Blick auf ihn habe.

Er wundert sich einigermaßen über diese Dinge, hat aber nicht entfernt das Erstaunen darüber, das ihrer Seltsamkeit entspräche, nimmt sie stumpf mit einer gewissen Gereiztheit als wirklich hin. Die Meinung, daß Kranken Namen beigelegt würden, um ihn zu ärgern, hat er korrigiert.

Er verlangt mehrfach, doch ohne stärkeren Nachdruck, entlassen zu werden; meint, es bestehe kein Grund, ihn hier zu halten; wenn er die Leute wegen der Beleidigungen zur Rede stelle, so sei das kein Unglück; dann werde sich herausstellen was an der Sache sei; die Leute könnten ja das Schimpfen lassen.

Er hat auch eine gewisse Neigung, sich vernachlässigt zu sehen; meint einmal, die Ärzte gingen oft an ihm vorbei, ohne ihn zu beachten; sie verachteten ihn.

Der Kranke liest viel, redet wenig mit anderen Kranken, äußert selten Wünsche, macht überhaupt einen recht stumpfen Eindruck. Ist sehr höflich; unsicher in seinem Wesen.

18. X. 06. In den letzten Tagen geht er nicht mehr aus, hat keine neuen Halluzinationen mehr geäußert. Gibt aber an, daß er auf seinen Spaziergängen schon lang Bemerkungen gehört, sie aber verschwiegen habe.

6. XI. 06. Kommt bei der Visite erregt zum Arzt; erklärt in bestimmtem, erregtem Ton, er verlange jetzt seine Entlassung. Er werde von Ärzten und von anderen Kranken zum Narren gehalten. Ref. und andere Ärzte haben im Vorbeigehen gesagt: „Versucher Mörder." Ref. habe auch mit anderen Kranken über ihn gesprochen und es sei von „versuchter Mörder" dabei die Rede gewesen. Läßt sich erst nach längerem Zureden beruhigen.

7. XI. 06. Auf die Frage nach seinem Befinden blickt Pat. vor sich nieder, lächelt verlegen, sagt in ärgerlichem, erregtem Tone: „Ich weiß nicht, die Leute da draußen (andere Patienten im großen Saal) wissen alles von mir. Wenn ich irgend etwas denke, so können die gleich sagen, was ich denke. Das ist schon länger, das hab' ich schon gehabt, als ich hereinkam. Das kann ich nur nicht erklären. Wenn ich einen Brief schreibe, so weiß jedermann jedes Wort, ohne daß ich selbst ein Wort spreche. Wenn ich in der Zeitung lese, so wissen schon die da draußen im Saal, was ich lese und bei welchem Wort ich stehen geblieben bin. Die sagen dann: „Jetzt liest er dies oder das." Ich habe das Gefühl, als ob alles sich um meine Person kümmere." Allen Vorstellungen gegenüber, daß es sich um krankhafte Vorgänge handle, zeigt Pat. sich völlig uneinsichtig.

13. XI. 06. Hatte einige gute Tage; las Zeitung, spielte mit einigen anderen Patienten Karten, war dem Arzt gegenüber zugänglich, wenn er auch auf Befragen erklärte, daß er daran festhalten müsse, es sei alles so gesprochen, wie er es gehört habe. Kam heute abend erregt zum Arzt. Er verlange jetzt seine Entlassung; aber ganz energisch. Das werde ihm jetzt zu dumm. Von allen Leuten werde er zum Narren gehalten. Jedem Fremden, der hereinkomme, werde er gewissermaßen vorgestellt, und dann heiße es: „Versuchter Mörder!".

„Die Kranken sagen: „ „Der ist es" " und erzählen irgend etwas aus meinem Leben. Ich weiß nicht, woher die das wissen. Ich erkläre mir das so, daß ich wahrscheinlich darüber nachgedacht habe und dann darüber gesprochen. So Gedankenlesen oder so etwas Ähnliches muß es sein. Das wird mir zu dumm. Die können ja von mir denken, was sie wollen, aber sie sollen mich in Ruhe lassen. Das geht aus von meinem Bruder, der hat es verbreitet und Sie (zum Arzt) haben es dann hier verbreitet. Daß die Leute meine Gedanken wissen, das merke ich jeden Abend."

Pat. folgte bei der Visite — wie zufällig — dem Arzt, um zu hören, was der mit den Kranken spreche. Er gab hinterher an, er sei bereit gewesen, dem Arzt ev. hinter die Ohren zu schlagen.

War dauernd ruhig, in seinen Bewegungen nicht maniertiert. Beschäftigte sich mit Lesen, ging täglich einige Stunden in die Privatabteilung, um dort einige andere Patienten zu besuchen. Verhält sich vollkommen uneinsichtig und hält daran fest, daß alles wirklich gesprochen werde (nie direkt ins Gesicht aber doch so laut, daß er auch die Stimme des Betreffenden erkennen könne). Von dem „Gedankenlesen" gibt er zu, daß es sich dabei um etwas Krankhaftes handeln könne.

Vor ca. 3 Wochen behauptete Pat. von einem Pfleger, daß er gesagt habe „versuchter Mörder"; seitdem sprach er häufig davon, daß er den Pfleger verklagen werde. Er setzte auch eine Privatklage des Amtsrichters M. gegen den Pfleger Sch. auf und verlangte, daß ihm Ausgang gegeben werde, damit er die betreffende Anzeige erstatten könne. Er wolle auf diese Weise endlich einmal feststellen, ob er wirklich an Sinnestäuschungen leide oder nicht. Bei den Gerichtsverhandlungen müsse es sich ja entscheiden. Gestern erklärte Pat. dem Arzt, falls irgend jemand vor Gericht beschwören werde, daß er an Sinnestäuschungen leide, so werde er sich beruhigen.

Pat. ist der Ansicht, daß seine Geschwister, hauptsächlich sein Bruder, ihn unterdrücken wollen. Von diesem sind die Verdächtigungen (versuchter Mörder etc.) überall verbreitet, und Ärzte und Pfleger helfen seinen Verwandten. Als er vor kurzem Besuch von seiner Mutter bekam, zeigte er sich zunächst freundlich und zugänglich. Beim nächsten Besuch erklärte er kurz und grob, er habe mit seiner Mutter überhaupt nichts zu tun; sie möge machen, daß sie fortkomme.

Abends gab Pat. als Erklärung an, seine Mutter habe beim Fortgehen eine Bemerkung fallen lassen, er möge sich doch der Staatsanwaltschaft stellen. — Danach wies Pat. längere Zeit jeden Besuch von seiten seiner Verwandten zurück.

Nie gewalttätig; obwohl Pat. den Ref. für einen der Hauptanstifter hält, war er doch bei den Visiten meistens zugänglich und höflich und erzählte stets sofort seine letzten Beobachtungen, wobei er seinem Mißtrauen gegen seine Umgebung stets Ausdruck gab.

In den Zeitungen hat Pat. nichts Verdächtiges mehr gefunden.

Schlaf und Appetit stets sehr gut.

Guter Ernährungszustand.

Diagnose: Dementia praecox.

1. XII. 06. Überführung in die Heilanstalt Winnenthal; von dort entlassen am 1. V. 1908.

Aus der Krankengeschichte Winnenthal.

2. XII. 06. Wird heute in die Anstalt gebracht; sollte schon gestern abend eintreffen, hat aber in Stuttgart erklärt, nicht nach Winnenthal zu gehen und nur der Gewalt weichen zu wollen. Es mußte in Stuttgart übernachtet werden; heute ließ sich seine Überführung nur bewerkstelligen, als er sich 5 Männern gegenüber sah, so daß ihm sein Widerstreben nutzlos schien.

Bei der Aufnahme äußerlich ruhig und geordnet. Wisse nicht, warum er in die Klinik gebracht worden sei; man habe gesagt, daß er an Sinnestäuschungen und Wahnvorstellungen leide; aber was er gehört habe, seien keine eingebildeten Stimmen gewesen.

Pat. ist besonnen, äußerlich völlig ruhig und geordnet, zeitlich und örtlich orientiert. Stimmung ist im allgemeinen gleichmäßig. Gedächtnis und Merkfähigkeit scheinen nicht gestört. Gröbere Intelligenzdefekte fehlen.

Pat. erzählt in ruhiger, sachlicher Weise, was er in den letzten Jahren erlebt hat.

Seit etwa einem halben Jahr nun werde über ihn geredet, er höre es nicht direkt, sondern er merke es aus einzelnen Andeutungen, ohne daß sein Name genannt werde. Seit Anfang September sei er in der psychiatrischen Klinik in München, auch hier hätten bald alle Psychiater und Pfleger seine Gedanken gekannt und über ihn gesprochen, „versuchter Mörder" habe er oft hören müssen. Selbst Leute auf der Straße, die ihn gar nicht kennen konnten, sprachen über ihn, so daß er sogar einmal einen Herrn auf der Straße zur Rede stellte. Anfangs sei auch in der Zeitung allerlei auf ihn Bezügliches gestanden, so daß er geglaubt habe, die Zeitung werde für die Klinik besonders gedruckt; das könne auch ein Irrtum von ihm gewesen sein. Seit er hier in Winnenthal ist, reden die Leute nicht über ihn; offenbar wissen sie seine Geschichte noch nicht.

8. XII. Äußerlich stets ruhig und geordnet.

13. XII. Protestiert, wenn auch ohne Erregung gegen seine Internierung in der Anstalt; geisteskrank sei er nicht; er könne sich zwar nicht erklären, wie das Gedankenlautwerden zustande komme, wie ihm völlig fremde Menschen seine Ge-

schichte kennen sollen, aber Tatsache sei es, er sei ganz fest von der Wirklichkeit überzeugt.

Pat. hat an einen Stuttgarter Rechtsanwalt geschrieben um Beistand; er glaube, daß er von seinen Angehörigen hier zurückgehalten werde wegen der Weibergeschichten. Wenn er aber Strafbares getan habe, dann solle man ihn vor Gericht stellen; er habe selbst schon in München an die Staatsanwaltschaft nach Ellwangen geschrieben, dieses Schriftstück sei aber damals nicht abgesandt worden.

15. XII. Hält mit seinen Wahnvorstellungen zurück, doch ist aus gelegentlichen Äußerungen zu schließen, daß er auch von seiner hiesigen Umgebung annimmt, sie wisse alles über ihn infolge des Lautwerdens der Gedanken.

14. I. 07. Hat sich gestern geweigert, mit den anderen Herren zusammen zu essen. Man mache fortwährend Bemerkungen über ihn, über seine Zukunft u. a., was doch die anderen gar nichts angehe. Habe sich namentlich von einem Herrn, mit dem er bisher jeden Tag spazieren ging, diese Bemerkungen als eine Gemeinheit verbeten, trotzdem habe dieser Herr sofort wieder hinter seinem Rücken Bemerkungen gemacht. Entsprechend diesen Halluzinationen ist Pat. auch Ref. gegenüber zurückhaltender geworden; seine Stimmung ist oft mürrisch, gedrückt.

Beklagt sich darüber, daß er immer allerlei Ungeschicktes sagen müsse; je mehr er sich Mühe gebe, dies zu unterlassen, desto mehr passiere ihm dies. Meint, auch Ref. gegenüber schon einige Male durch Aussprechen seiner Gedanken sich ungehörig benommen zu haben; er habe ganz deutlich gehört, wie Ref. nachher eine darauf bezügliche Bemerkung gemacht habe. Läßt sich von der Grundlosigkeit seiner Meinung nicht überzeugen. In der Unterhaltung wird er immer einsilbiger; man merkt ihm oft an, wie er sich zwingen will, nichts zu sagen, er beißt sich auf die Lippen etc. Am liebsten ist es ihm, wenn er allein ist. So hat er sich allmählich mehr und mehr von den anderen Kranken zurückgezogen.

10. II. Sollte Besuch von Mutter und Schwester bekommen, ging aber nach Tisch weg und kam erst abends wieder nach Abgang des Stuttgarter Zuges.

7. III. 07. Verkehrt mit niemand; scheu, ausweichend, blickt zur Seite, wenn er mit Ref. redet. Geht manchmal eigentümlich lächelnd auf und ab. Verlangt nie seine Entlassung.

24. IV. 07. Geht meist der ärztlichen Visite aus dem Wege, blickt zur Seite, wenn er angesprochen wird. Verkehrt auch nicht mit anderen Kranken.

10. VI. 07. Nichts Neues.

28. VI. 07. Nachdem Pat. in letzter Zeit wiederholt in Briefen über die Verhältnisse und sein Leben in der Anstalt geklagt hatte, schreibt er heute u. a.: „Es geht mir verhältnismäßig ordentlich, ich habe die denkbar größte Freiheit und gehe bei schönem Wetter fast den ganzen Tag spazieren in der hübschen Umgebung und bin auch mit den Verhältnissen in der Anstalt sehr zufrieden.

> Doch mit des Geschickes Mächten
> Ist kein ew'ger Bund zu flechten
> Und die Paralyse schreitet schnell!"

Juli. Unverändert.

3. X. Geht dem Arzt geflissentlich aus dem Wege; geht sehr viel spazieren. In seinen gelegentlichen Schriftsätzen ist eine Abnahme der Intelligenz durchaus nicht zu erkennen. Über seine übrigen Wahnvorstellungen ist zurzeit absolut nichts zu berichten, da er einer Begegnung mit dem Arzt schon von weitem ausweicht.

16. X. Sollte gestern Besuch von Mutter und Schwester erhalten; hat aber auf die Nachricht hin den ganzen Tag das Haus verlassen, da er sich jeden Besuch verbitte.

Heute hat er Mutter und Schwester, die diesmal unangemeldet kamen, kurzer Hand die Tür gewiesen. Er ist überhaupt seit einiger Zeit in gereizter Stimmung, unzufrieden mit allem Möglichem. Hat heute vormittag ohne weiteres die zweite Bettstelle, die in seinem Zimmer steht, auf den Gang herausgestellt, da er ein Zimmer für sich allein beansprucht. Dem Arzt geht er nach wie vor aus dem Wege.

November. Die Gereiztheit mit unzufriedener, nörgelnder Stimmung mit allerlei unerfüllbaren Wünschen hat noch eine Zeitlang angehalten, um dann allmählich abzuklingen.

Dezember. Hatte vor einigen Tagen Besuch von seiner Schwester, gegen die er diesmal freundlich war. Gegen Ref. stets zurückhaltend; geht dem Arzt, wenn irgend möglich, aus dem Weg. Ist von einem anderen Kranken, den er geneckt und gereizt hat, blutig geschlagen worden. Verlangt Genugtuung, sonst schlage er denselben noch tot. Er sei ja geisteskrank.

Januar 1908. Verbittet sich in einem Brief jeden Besuch der Anstaltsärzte, da sie nur mit Lügen arbeiten.

März 1908. Geht dem Arzt, wo er kann, aus dem Weg, ohne unhöflich zu sein. Macht große Ausflüge in die Umgebung, von denen er immer zur Zeit zurückkehrt.

April 1908. Will im Einverständnis mit seinen Angehörigen bei Eintritt guter Witterung die Anstalt verlassen und sich, wie er einmal ausgesprochen hat, irgendwo im Gebirge ansiedeln, um möglichst den Menschen aus dem Wege zu gehen.

Auf der Abteilung verkehrt er mit einzelnen Mitkranken; dem Arzt geht er nach wie vor aus dem Weg.

1. Mai 1908. Verläßt heute im Einverständnis mit seinen Angehörigen die Anstalt. Nimmt von den Ärzten in höflicher und freundlicher Weise Abschied, bedankt sich für die Rücksichtnahme, die ihm zuteil geworden.

14. Mai. Schreibt folgende Karte an den Herrn der Abteilung A (vom Walchensee):

„Durch die Wälder, durch die Auen zieh' ich in der „Dementia" hin.
An den Walchensee, den blauen, trotz alledem mit frohem Sinn.
Heitern Himmel, schöne Gegend finde ich hier überall,
Und in Freundschaft dann gedenk' ich der Bekannten in Winnenthal.
Hier herrscht Ruhe, stiller Frieden und die Eintracht hold und süß,
Nichts mehr hör' ich von Paranoia und der schnöden Paralys'."
Mit bestem Gruß W. M.

Nach der Entlassung aus Winnenthal lebte Pat. 4½ Jahre in der Freiheit. Er hielt sich in einem kleinen Luftkurort im Gebirge auf, führte ein einsames, aber sehr regelmäßiges Leben; seine Hauptbeschäftigung bestand in großen Wanderungen. Familienangehörige waren oft monatelang bei ihm, und er zeigte über ihren Besuch große Freude. Im übrigen war er menschenscheu, ging besonders gebildeten Leuten ängstlich aus dem Wege in der Befürchtung, man höre seine Gedanken. Sonst beging er keine absonderlichen Handlungen, ging nie ins Wirtshaus, trank 2—3 Glas Bier. Erst im Oktober 1912 traten wieder Störungen zutage. Einige Monate zuvor starb die Mutter des Pat., was ihn aufgeregt habe. Er sagte zu seiner Logiswirtin: „Ich würde gerne zur Beerdigung fahren, bin aber gehirnkrank." Das habe ihn nachher furchtbar geärgert, weil vorher in Degerndorf davon nichts bekannt war. Eines Tages im Oktober ließ dann Pat. seine Wirtin nicht ins Zimmer. Als der herbeigerufene Schwager bei ihm eintrat, sagte Pat.: „So kommt Du auch und willst zuschauen, wie ich umgebracht werde, um 12 Uhr werde ich totgeschossen." War sofort mit der Verbringung in die Klinik einverstanden. Zur Wirtin habe er gesagt, daß die vergangene Nacht 3 Männer in seinem Zimmer gewesen seien, die ihn totschlagen wollten. Sagte auf der Herreise zu Schwager und Schwägerin: „Das ist eigentlich sehr nett von Euch, daß Ihr mit mir geht, ich werde doch um 6 Uhr totgeschlagen und komm dann in die Hölle, ans unterste Plätzle!"
Der Schwager meint, daß Pat. intellektuell nicht zurückgegangen sei.

II. Aufnahme in die Münchener Klinik am 12. X. 1912.

Seit 6. V. 12. wird Pat. seinen Angaben nach von der Vorstellung geplagt, er habe „ans Jenseits ein Telegramm gerichtet, des Inhalts, daß er im Laufe des Monats Oktober ds. sterben solle, entweder durch Herzschlag, Selbstmord oder durch Gewalteinwirkung von fremder Seite, durch Erschießen oder Erschlagen. Er führt das zurück auf eine bewußte Beschäftigung mit derartigen Gedanken im Monat Juni ds., wobei er sich eines Morgens im Bett mit solchen Dingen befaßte; späterhin sei ihm der genauere Inhalt dieser Verfügung wieder aus dem Gedächtnis entschwunden; er habe dabei gedacht: „Dementia praecox habe ich doch, und gesund werde ich auch nicht mehr, also ist mein Leben nicht besonders wertvoll." Es sei ihm damals so gewesen, als stünde er während eines hypnotischen Schlafes in telephonischer Verbindung mit dem Jenseits, woselbst ein verstorbener Bundesbruder am anderseitigen Telephon stand und seine Angaben gleichsam schriftlich fixierte. Eine Abschrift vom Inhalt dieses „Gespräches" gelangte an einen Verwandten des Pat., Oberst v. K. Dieser habe ihm durch die zu Besuch in Degerndorf eingetroffene Schwester des Pat. sagen lassen, Pat. müsse im Laufe des Oktobers ds. einer Abberufung ins Jenseits gewärtig sein. Pat. will diese Mitteilung lachend als „Mumpitz" aufgenommen, dann aber alsbald die ganze Sache vergessen haben; seit 6. Oktober trat ohne äußeren Anlaß die Erinnerung an dieses „Testament" bei Pat. wieder auf und versetzte ihn in große Angst. Schlafarmut infolge dieser Angst. Appetitverringerung und allgemeine furchtsame Erregung steigerten sich seither bis in die letzten Tage. Tagsüber war die Angst geringer, stärker aber bei Nacht; er glaubte, Stimmen zu hören, welche aus dem Nebenzimmer seinen Namen riefen, als „Vorankündigung". Brannte öfters bei Nacht das Licht an, namentlich wenn er verdächtige Geräusche zu vernehmen glaubte, legte sich einen Stock zur Abwehr zurecht. Einmal sei mit lautem Knall seine Zimmertür aufgesprungen, ohne daß Pat. einen Grund dafür entdecken konnte; auf Rufen erfolgte keine Antwort.

Örtlich und zeitlich ist Pat. gut orientiert; kennt Situation resp. Umgebung gut aus der Zeit seines früheren Aufenthaltes in der Klinik. Der Grund seiner Wiederkehr hierher liege in der ihn peinigenden Angst vor dem gewaltsamen Ende, das ihn dieser Tage nach den Bestimmungen des Testaments erwarte; um vor der Ausführung desselben sicher zu sein, bezw. die ihn ernstlich beschäftigenden Selbstmordgedanken loszukriegen, will Pat. zunächst einige Zeit hierbleiben. Berichtet in auffälliger Affektarmut, daß er vor 2 Tagen bereits auf die Balkonbrüstung sich geschwungen hatte, indes sei ihm dann noch rechtzeitig eine „Bestimmung des Testamentes" zu Bewußtsein gekommen, daß die Zeit für die Möglichkeit eines Selbstmordes bereits verstrichen sei; außerdem habe er gedacht, infolge der geringen Höhe des Gebäudes würde er nicht tot sein, sondern nur schwer verletzt werden und so den „Zweck der Übung" doch nicht erreicht haben. Pat. berichtet diese schaudervollen Momente in ganz merkwürdiger Ruhe und Affektarmut, als erzählte er eine gleichgültige Begebenheit. Darauf aufmerksam gemacht, meint Pat., er sei eben auf einem gewissen „Wurstigkeitsstandpunkt" angelangt. Seine vollendete Pensionierung, die bei ihm festgestellte Dementia praecox ließen ihm den Wert des Lebens sehr gering erscheinen. Das motorische Verhalten ist frei von allen Absonderlichkeiten.

14. XII. 1912. Wollte gestern Abend nicht zu Bett gehen, weil er sich einer Bestimmung im „Testament ans Jenseits" zu erinnern glaubte, wonach ihm befohlen war, er müsse bis Mitternacht im Hemd auf einem Stuhl außerhalb des Bettes sitzen bleiben. Zweck dieser Bestimmung war ihm unbekannt. Ließ sich von Ref. rasch beruhigen und zu Bett bringen, schlief die Nacht über gut.

Heute Morgen verweigerte er die Erlaubnis zur Blutentnahme, er wolle nichts Überflüssiges an seinem Körper machen lassen, darüber habe er frei zu verfügen. Leicht gereizt hierbei. Von Blutuntersuchung wird zunächst Abstand genommen. „Meine Syphilis ist längst ausgeheilt; hat mit meiner Dementia praecox nichts zu tun."

16. X. 12. Hat nun doch die Erlaubnis zur Blutentnahme gegeben, nachdem ihm klar gemacht worden war, daß die von ihm gewünschte Salvarsankur (Pat. hatte schon vor einem Jahre in einem Brief an die Klinik die Bitte geäußert, zwecks einer Salvarsankur aufgenommen zu werden) nur nach positivem Wassermann gemacht werden könne. Pat. ist immer sehr mißtrauisch und zurückhaltend gegen die Ärzte, äußert vielfach seine Bedenken nur den Angehörigen, zeigt aber nur wenig tiefen Affekt trotz der von ihm angegebenen „Angst vor dem Testament bzw. dessen Ausführung".

23. X. 12. Gab gestern freudestrahlend an, das Testament sei jetzt für ihn erledigt, er habe jetzt keinerlei Angst mehr vor irgendwelchen damit in Zusammenhang stehenden Exekutionen. Einen plausiblen Grund für diese plötzliche Veründe-

rung seiner Gedankenrichtung weiß er nicht anzugeben, irgendwelche Sinneswahrnehmungen hat er nicht gemacht. Zeigt auch keinen dieser für ihn doch sehr bedeutungsvollen Veränderung entsprechenden gemütlichen Affektzustand.

27. X. 12. Hat gestern wieder neuerdings Bedenken geäußert, daß das Testament nun doch wieder in Geltung getreten sei. Er werde nun im Verlauf des Monats Oktober den Bestimmungen des Testaments zum Opfer fallen und eines unnatürlichen Todes sterben. Steht diesem Faktum ganz resigniert gegenüber, zeigt keinerlei Abwehrreaktion. Wollte heute die Schwester telephonisch von einer beabsichtigten Reise nach Stuttgart zurückhalten, da er ein unbestimmtes Angstgefühl habe, die Schwester würde bei dieser Gelegenheit (einer Konsultation eines Arztes) tödlich verunglücken; nimmt schließlich von seinem Vorhaben Abstand.

29. X. Die neurologische Untersuchung ergibt keinen krankhaften Befund.

Wassermannsche Reaktion im Blut positiv, im Liquor negativ bei einfacher, positiv bei höherer Konzentration. Nonne schwache Opaleszenz. Keine Hyperlymphozytose (4 Zellen in 1 cmm).

4. XI. Beginn einer Salvarsankur. 6 Injektionen in etwa 8 tägigen Intervallen. Gesamtmenge 3,0.

5. XI. Als man ihm die erste Salvarsaninjektion geben wollte, wurde er mißtrauisch, sagte er müsse sich das erst überlegen. Sehr bald erklärte er aber sein Einverständnis; interessierte sich dann sehr lebhaft für die Behandlung, erkundigte sich nach den Dosen, der Anzahl der Einspritzungen, erwartete jede neue Injektion mit Ungeduld. Als einmal eine Injektion mißlang, wurde er sichtlich mißtrauisch, glaubte, man mache es anders wie sonst, wurde ängstlich und gereizt. Eigentliche Verfolgungsideen schlossen sich jedoch nicht an, und er ließ sich gerne die folgenden, Injektionen machen.

5. XI. Bei einer eingehenden Exploration machte er heute folgende Äußerungen:

Er sei überzeugt, er sei geisteskrank, es sei Dementia praecox infolge von Syphilis. Es sei eine krankhafte Veränderung im Gehirn, die es ermögliche, daß alles, was er denke und tue, von anderen gehört wird, die dann darüber sprechen und es auch wörtlich nachsprechen, darin bestehe die Dementia praecox. (Seine Fachausdrücke verdankt Pat. der Lektüre des Kraepelinschen Lehrbuches.)

Er höre zahlreiche Stimmen, wisse nicht, woher sie kämen, vielleicht aus dem Jenseits; ob dieses Stimmenhören auch mit seiner Geisteskrankheit zusammenhänge wisse er nicht, Sinnestäuschungen seien es jedoch nicht. Die Stimmen sprechen leise, im Ohr. Sie fragen und er müsse antworten, oft stundenlang. Dagegen könne er nichts machen, das Gehirn arbeite dann von selbst weiter. Er antworte nicht mit dem Mund, sondern „im Gehirn", aber das sei so peinlich, da alle Leute das trotzdem hören, weil er ja an Dementia praecox leide. Wenn die Stimmen fragen, müsse er oft allerlei Unsinn reden, auch häßliche Worte, Schimpfworte, manchmal 100 mal das gleiche Wort. Er habe sich deshalb so von den Menschen zurückgezogen, weil er wisse, die Leute halten sich darüber auf und lachen wohl auch über ihn. Er habe nicht das Gefühl, als ob die Stimmen ihn zwingen, zu reden, sondern daß das Gehirn von selbst antworte, es spreche von selbst. Die Stimmen sprächen häufig widerspruchsvoll, drehen die Dinge herum, so daß er meist nicht wisse, woran er sei; gewöhnlich handle es sich um seine Zukunft und was er tun müsse.

Abgesehen von den Stimmen glaube er nicht, irgendwie in seinen Gedanken oder in seinem Handeln beeinflußt zu werden.

Gute und schlechte Zeiten wechseln. Gute seien solche, wenn er nicht auf die Stimmen antworten müsse; schlechte, wenn er permanent antworten müsse.

18. XI. Aufgefordert, etwas über seinen Zustand niederzuschreiben, lieferte er heute nachfolgende Ausführungen ab:

München, 18. Nov. 1912.

Bezüglich meines Krankheitszustandes bin ich der Ansicht, daß ich an Dementia praecox liede. Das Krankheitsbild ist dasselbe wie vor 6 Jahren. Die Krankheit besteht darin, daß meine Gedanken infolge einer krankhaften Veränderung des Gehirns von anderen Personen gehört werden, ebenso verhält es sich, wenn ich etwas lese oder schreibe. Nun werden öfters meine Gedanken von dritten Personen mir nachgesprochen, und dadurch wird dann bei mir der Anschein erweckt, daß die betreffenden Leute Bemerkungen über mich machen und mich verspotten, während dieselben tatsächlich das nur nachsprechen, was ich ihnen krankhafterweise verspreche.

Von den Ärzten wird zwar behauptet, daß ich keine Dementia praecox habe, und es ist immerhin möglich, daß bei mir die oben angegebenen Krankheitserscheinungen auf Täuschungen und Einbildungen meinerseits beruhen.

Ferner höre ich „Stimmen" und ich nahm an, daß dieselben von außen herrühren und deshalb kam ich auf die Idee, daß ich mit dem „Jenseits", mit Himmel oder Hölle in Verbindung stehe, daraus erklärt sich die Testamentsgeschichte. Ich bin aber jetzt der Ansicht, daß ein Verkehr vom Diesseits ins Jenseits eine Unmöglichkeit ist, und daß alle die hiermit zusammenhängenden Ideen auf Einbildung beruhen.

Diese Stimmen, mögen sie nun von außen herrühren, lassen nach, sobald ich z. B. etwas arbeite; sobald ich über meinen Zustand nachgrüble, nehmen die Stimmen zu. Habe ich gut geschlafen, dann habe ich oft gar keine Stimmen, habe ich schlecht geschlafen, so sind die Stimmen stärker. Diese Stimmen und die damit verbundenen Ideen können eventuell eine Folge der früheren Lues sein, daher die Salvarsanbehandlung.

5. XII. Das Mißtrauen des Kranken ist völlig geschwunden. Er bringt den Ärzten sogar ein ausgesprochenes Dankbarkeitsgefühl entgegen, geht auf Exploration, Untersuchungen, therapeutische Eingriffe mit großer Bereitwilligkeit ein. Das Bedürfnis, sich über seinen Zustand auszusprechen, tritt häufig mit großer Lebhaftigkeit zutage, die frühere resignierte Stimmung hat einer gewissen Hoffnungsfreudigkeit Platz gemacht. Er gibt an, daß er weniger durch Stimmen belästigt werde.

18. XII. Heute gab er folgenden schriftlichen Nachtrag zu seinem Bericht vom 18. XI.:

München, 18. Dez. 1912.

Meinem Bericht über meinen gegenwärtigen Zustand möchte ich folgendes beifügen:

Ich glaube sagen zu dürfen, daß mein Zustand durch den 10 wöchentlichen Aufenthalt in der Klinik und durch die Salvarsankur sich erheblich gebessert hat; ich kann z. B. jetzt in München auf der Straße spazieren gehen und den Leuten begegnen, ohne daß ich in Aufregung darüber bin, daß ich den Leuten durch mein Leiden auffalle, daß dieselben stehen bleiben und mir nachsehen; dies ist entschieden ein Fortschritt in der Besserung.

Die Stimmen haben nachgelassen, insbesondere, wenn ich lese oder etwas arbeite, ich glaube, daß durch die Konzentrierung der Gedanken und durch Willenskraft die Stimmen aufhören.

Ein Verkehr mit dem „Jenseits" ist ausgeschlossen, zudem ist es immerhin noch fraglich, ob es überhaupt ein Jenseits gibt; aber auch, wenn man an ein Jenseits glaubte, so ist eine Verständigung mit demselben doch nicht möglich. Der Spiritismus vertritt zwar eine andere Ansicht, derselbe ist aber auch nicht allgemein anerkannt, sondern hat nur eine verhältnismäßig kleine Zahl von Anhängern.

Meine Ansicht über meinen Zustand geht dahin, daß es dieselben Krankheitserscheinungen sind wie vor 6 Jahren.

Bemerken will ich noch, daß mir selbst schon in diesem Sommer aufgefallen ist, daß neue Eindrücke meinem Gedächtnis rasch entschwunden sind, während mir zum Beispiel Vorgänge von vor 20 oder 30 Jahren her noch sehr genau in Erinnerung geblieben sind.

21. XII. Pat wurde heute von den Angehörigen abgeholt. Der Zustand hat sich zweifellos gebessert; ob die Salvarsanbehandlung (3,0) das bewirkt hat, sei dahingestellt. Die Stimmung ist die ganzen letzten Wochen über gleichmäßig geblieben. Der Kranke war entschieden regsamer und lebhafter geworden. Neue Wahnbildungen traten nicht hervor. Die akustischen Halluzinationen wurden sehr viel seltener. Eine Wiederholung der Spinalfunktion nach Beendigung der Salvarsanbehandlung war leider aus äußeren Gründen nicht möglich.

Zusammenfassung.

Ein 38jähriger Amtsrichter erkrankte psychisch 4 Jahre nach der Infektion. Es hatten wiederholt Schmierkuren stattgefunden, und außer einer frühzeitigen Roseola waren keine Allgemeinerscheinungen aufgetreten. Zu Beginn der Psychose zeigte sich ein luetisches Exanthem am Arm.

Keine erbliche Belastung. Patient selbst war früher niemals in irgend einer Weise auffällig gewesen. Als Student und auch später noch trank er sehr viel Bier. Seit mehreren Jahren war er mäßig im Trinken.

Als erstes psychotisches Symptom stellten sich Gehörstäuschungen ein, am Nebentisch wurde über ihn geredet. Es wurde ihm der Vorwurf gemacht, er habe eine Wirtsfrau genotzüchtigt und infiziert, ebenso eine Kellnerin. Sein Gedanken wurden laut nachgesprochen. Er glaubte, beim Justizminister denunziert zu sein, polizeilich überwacht zu werden, seiner Amtsrichterstelle verlustig zu gehen. Gegen die Verdächtigungen, die er für durchaus unbegründet erklärte, nahm er von vornherein mit sehr geringem Nachdruck Stellung, so daß er trotz seiner Verfolgungsideen noch $\frac{1}{2}$ Jahr Dienst tat, ohne aufzufallen. Er verdächtigte zwei Herren der Ausstreuung der genannten Gerüchte und legte ihnen auch Motive unter, die allerdings wechselten; er stellte sie aber nie zur Rede. Sehr bald wurden auch die Familienangehörigen einbezogen unter recht dürftiger und unbeständiger Motivierung.

Es kam vor der Aufnahme in die Klinik zu keinen auffälligen Gegenwehrhandlungen.

Während der ersten Beobachtung in der Klinik im Jahre 1906 standen die Gehörstäuschungen im Vordergrund; zum Teil waren es beschimpfende Stimmen von meist einförmigem und sich wiederholendem Inhalt. Das Symptom des Gedankenlautwerdens war sehr ausgeprägt, trat auch beim Schreiben und Lesen auf. Täuschungen anderer Sinnesgebiete fehlten. Willensbeeinflussung zeigte sich nach keiner Richtung.

Es bestanden Verfolgungsideen des Inhalts, daß seine Angehörigen, besonders sein Bruder, ihn unterdrücken wollten und daß Arzt und Pfleger dazu helfen. Die systematisierende Durcharbeitung blieb in den dürftigsten Anfängen stecken.

Unter dem Einfluß entsprechender Phoneme traten hin und wieder präzisiertere Verfolgungsideen auf, verschwanden aber bald wieder. So glaubte er eines Tages, sein Bruder wolle ihn umbringen, weil Patient Weibergeschichten gemacht habe; am nächsten Tage erklärte er, es nicht mehr zu glauben, „es sei wieder weg".

Obwohl er sehr plastisch zu halluzinieren schien, war er doch häufig auffallend unsicher bei seinen diesbezüglichen Angaben. Er könne nicht sicher sagen, ob die einzelnen Dinge stimmen, etwas sei gesagt worden; oft sei es aber nur so, als ob es ihm nachträglich einfalle, dies oder jenes sei gesagt worden.

Durch eine Beleidigungsklage gegen einen Pfleger wollte er sich darüber Gewißheit verschaffen, ob er an Sinnestäuschungen leide oder nicht; wenn vor Gericht jemand beschwöre, daß es so sei, wolle er sich beruhigen.

Das Gedankenlautwerden erklärte er zuweilen als etwas Krankhaftes. Aber das war schwankend, und die Zweifel tauchten nur auf, wenn die Halluzinationen gerade etwas zurücktraten.

Einzelne Tage besonderer Gereiztheit kamen vor, ohne daß es auch dann zu Entladungen kam.

Im Allgemeinen war er auffallend affektschwach und sprach rein referierend über die peinlichsten Verfolgungsideen. Mit Ausnahme ganz kurzer ablehnender Phasen war er stets zugänglich, sehr höflich und gab ausführlichen Bescheid. Irgendwelche Willensstörungen gaben sich nicht zu erkennen.

Das Bewußtsein war stets frei, Auffassung, Gedächtnis, Merkfähigkeit wiesen keinerlei Störungen auf.

Neurologisch war der Befund durchaus negativ.

Die Wassermannsche Reaktion existierte zur Zeit der ersten Beobachtung noch nicht. Spinalpunktion wurde nicht vorgenommen.

Die Diagnose lautete auf Dementia praecox.

Während des nun folgenden 1½ jährigen Aufenthaltes in der Anstalt Winnenthal bot der Kranke ein einförmiges Verhalten. Er halluzinierte und schien allerlei Verfolgungsideen, besonders gegen die Ärzte und die eigene Familie zu hegen; wenn er stärker okkupiert war, wich er den Ärzten aus, verschwand (er hatte freien Ausgang), wenn Familienbesuch zu erwarten war. Über seine Wahnvorstellungen scheint er sich nicht ausgesprochen zu haben. Er lebte sehr zurückgezogen, war immer geordnet und höflich, beging keinerlei absonderliche Handlungen, und wenn er zuweilen etwas gereizt erschien, wahrte er doch immer die gesellschaftlichen Formen. Er schien im allgemeinen zufrieden, begehrte nicht aus der Anstalt heraus, war den Ärzten für ihre „Rücksichtnahme dankbar". Über seinen Zustand scheint er viel gegrübelt zu haben; in Niederschriften, die zum Teil in Gedichtform gehalten waren, spricht er von Demenz, Paranoia und Paralyse. Einmal äußerte er die Furcht, paralytisch zu werden. Er hat uns später erzählt, man habe ihm in Winnenthal auf seinen Wunsch das Kraepelinsche Lehrbuch gegeben, und er habe es ganz durchstudiert. Er verfügte auch über eine Masse von Fachausdrücken.

Nach der Entlassung aus Winnenthal im Mai 1908 war er $4^1/_2$ Jahre in Freiheit, lebte für sich in einem kleinen Luftkurort im Gebirge, mied die Gesellschaft, besonders solche der gebildeten Kreise; seine Hauptbeschäftigung bestand in Fußwanderungen; für die Familie zeigte er im Gegensatz zu der ersten Zeit der Erkrankung wieder große Zuneigung. Abgesehen von seinem Hang zum Einsiedeln scheint er nichts Auffälliges geboten zu haben.

Erwähnenswert ist vielleicht sein Verhalten beim Tode seiner Mutter. Er begründete damals seiner Logiswirtin gegenüber sein Fernbleiben von der Beerdigung damit, daß er gehirnkrank sei, und es war ihm, nachdem er das gesagt hatte, der Gedanke sehr unangenehm, daß durch diese Bemerkung die Tatsache seiner Gehirnerkrankung am Orte bekannt werden könnte. Im Oktober 1912 gab eine ängstliche Erregung — eine Botschaft aus dem Jenseits hatte ihm sein baldiges Ende mitgeteilt — Anlaß zu seiner neuerlichen Aufnahme in die Klinik.

Es konnte festgestellt werden, daß ein Verfall der Persönlichkeit in den 6 Jahren, die seit der ersten Beobachtung verstrichen waren, nicht eingetreten war. Die gemütliche Schwäche, die schon im Beginn der Erkrankung hervortrat, schien nicht zugenommen zu haben; besonders auffällig war der Gleichmut, mit dem er angstvolle Vorstellungen bezüglich seiner nahen Zukunft äußerte.

Die dürftige affektive Resonanz kam ihm selbst deutlich zu Bewußtsein, und er begründete sie mit einer durch die Aussichtslosigkeit seines Zustandes bedingten Resignation: „Dementia praecox habe ich doch, also ist mein Leben nicht besonders wertvoll."

Der ganze Interessenkreis war zusammengeschrumpft auf die Beobachtung seines Krankheitszustandes. Er beobachtete seine psychischen Erlebnisse auf das Genaueste, war von der Krankhaftigkeit eines großen Teiles derselben überzeugt und ventilierte mit lebhaftem Interesse die Pathogenese seines Zustandes. Er bezeichnete das Gedankenlautwerden, das die ganzen Jahre über ihm sehr lästig war, als ein Symptom der Dementia praecox; das Wesen der Dementia praecox bestehe darin, daß die Gedanken gehört werden können. Auf seine Gedanken wird in lebhaftem Zwiegespräch von Stimmen geantwortet. Er empfindet das nicht als eine Willensbeeinflussung, sondern das Gehirn arbeitet von selbst, spricht von selbst in krankhafter Weise. Er unterscheidet gute und schlechte Tage, je weniger oder je mehr er durch die ihm aufgedrungenen Zwiegespräche belästigt wird. Abgesehen von den Stimmen, glaubt er nicht, irgendwie in seinen Gedanken und in seinem Handeln beeinflußt zu werden.

Das rege Interesse für seinen Zustand sprach sich auch in seinem Therapiebedürfnis aus. Schon ein Jahr vor der diesmaligen Aufnahme hatte er an die Klinik geschrieben und angefragt, ob man ihn nicht mit Salvarsan behandeln wolle. Für die Salvarsankur, die dann mit ihm vorgenommen wurde, zeigte er sich außerordentlich dankbar.

Anfangs war er etwas mißtrauisch, später verlor sich das völlig, und er ließ sich auf das Ausführlichste explorieren. Die Wahnbildungen haben inzwischen einen ganz sporadischen Charakter angenommen, stehen in enger Abhängigkeit von den Phonemen; von einer Systematisierung ist keine Rede.

Gedächtnis, Merkfähigkeit, Auffassung sind nach wie vor intakt.

In seinem Verhalten erscheint er durchaus gesellschaftlich komponiert, von großer Höflichkeit und Bescheidenheit. Manieren und Schrullen fehlen völlig.

Die neurologische Untersuchung ergab wiederum negativen Befund. W.-R. im Blut positiv, im Liquor negativ bei einfacher, positiv bei höherer Konzentration. Nonne schwach positiv; keine Zellvermehrung im Liquor (4 Zellen in 1 cmm).

Epikrise.

Es sei von vornherein zuzugeben, daß die Zurückführung dieser chronischen Halluzinose auf eine Gehirnsyphilis im wesentlichen nur per exclusionem, durch den Hinweis auf die Schwierigkeit, das Krankheitsbild den uns bekannten klinischen Formen einzureihen, begründet werden kann.

Daß das Zentralnervensystem syphilitisch erkrankt ist, zeigt uns das Auftreten der W.-R. im Liquor, sowie der Nonneschen Globulinreaktion. Der Prozeß gehört der frühtertiären Periode an, und der noch zu Beginn der Psychose floride Charakter der Syphilis dokumentierte sich in einer syphilitischen Hautmanifestation.

Die gleichzeitige Entwicklung neurologischer Symptome ist ausgeblieben, was uns jedoch nicht abhalten darf, den auf biologischem Wege erbrachten Nachweis einer organischen Erkrankung anzuzweifeln.

Wenn wir nun auf die Differentialdiagnose in klinisch-symptomatologischer Beziehung eingehen, so haben wir uns mit der Dementia praecox, den dieser Erkrankung nicht zugehörenden paranoiden Psychosen und schließlich der chronischen Halluzinose der Trinker auseinanderzusetzen.

Wir haben den Kranken vor 6 Jahren eine Dementia praecox erklärt, zu einer Zeit, in der die Kraepelinsche Schule den Rahmen dieser Erkrankung weiter zu spannen pflegte, als sie es heute tut; überdies gab es damals die W.-R. noch nicht.

Was uns damals hauptsächlich oder wohl ausschließlich zu dieser Diagnose veranlaßte, war die auffallende, gemütliche Schwäche, die der Kranke darbot. Dieses affektive Verhalten, das sich im wesentlichen gleichgeblieben ist, war schon zu Beginn der Erkrankung voll ausgeprägt. Es muß sich also mit einer ganz erstaunlichen Geschwindigkeit entwickelt haben. Der Kranke war bis kurz vor seiner ersten Einlieferung als Richter tätig, und die ersten Störungen datierten sicher nicht länger als ein halbes Jahr zurück. Nun kommen ja zweifellos derartig schnell sich vollziehende gemütliche Verblödungen bei der Dementia praecox vor; aber wohl kaum, ohne einen deutlich bemerkbaren Einfluß auf das Handeln auszuüben. M. hat bis 11 Tage vor der Aufnahme in die Klinik in der exponierten Stellung als Richter Dienst getan, was man sich bei einer Dementia praecox von einem gleich ausgebildeten gemütlichen Verfall kaum vorzustellen vermag. Dieser Umstand hätte schon damals zu Bedenken Anlaß geben sollen, zumal sich keine selbständigen Willensstörungen zeigten. Fernerhin paßte nicht in das Krankheitsbild die Flüchtigkeit der Wahnvorstellungen, das Korrigieren von einem Tag zum anderen und besonders nicht die Anzeichen von Krankheitseinsicht, die Bemühungen, sich über die Realität der Halluzinationen klar zu werden.

Der weitere Verlauf hat dann eine Entwicklung gebracht, die notwendigerweise zur Aufgabe der Diagnose führen mußte. Der Kranke hat trotz jahrelanger Einsiedelei sein natürliches, von Verschrobenheiten freies Wesen bewahrt. Es besteht ein nicht alle Erscheinungen umfassendes, aber doch sehr weitgehendes Verständnis für die Krankhaftigkeit des Zustandes. Dies führte sogar zur Beschäftigung mit psychiatrischen Fragen und zu einem sehr lebhaften Therapiebedürfnis. Die abgesehen von diesem Interessenkreis bestehende gemütliche Schlaffheit ist jetzt nicht mehr so recht elementar, eher wie eine müde Resignation, die sich aus der Überzeugung von der Schwere des Krankheitszustandes ableitet; ,,Dementia praecox, habe ich doch, also ist mein Leben nicht besonders wertvoll'', lautet die Begründung seitens des Kranken.

Gewiß ist das ein sekundärer Erklärungsversuch, aber daß er überhaupt gemacht wird, ist bedeutungsvoll.

Immerhin käme es in Frage, den Fall den die charakteristischeren Zeichen der Dementia praecox entbehrenden Ausgangszuständen dieses Leidens einzureihen, die Kraepelin als halluzinatorischen bzw. als paranoiden Schwachsinn beschrieben hat. Wollte man diese Auffassung rechtfertigen, so müßten doch wenigstens zu irgendeinem Zeitpunkt während des Bestehens des Leidens Störungen aufgetreten sein, welche die engeren Beziehungen zur Dementia praecox hervortreten hätten lassen. Und dann sind ja auch in den Endzuständen nach Kraepelin wenigstens Andeutungen von Willensstörungen in Gestalt von kleinen Verschrobenheiten, Manieren, Stereotypien fast regelmäßig vorhanden, während unser Kranker nichts dergleichen darbietet.

Mit einer der sonstigen von Kraepelin kürzlich näher gekennzeichneten Formen paranoider Erkrankungen ist der Fall noch weniger in Einklang zu bringen, was wohl kaum näherer Begründung bedarf.

Für die Annahme, daß wir es hier mit einer chronischen Alkoholparanoia zu tun hätten, wäre der Umstand geltend zu machen, daß der Kranke früher stark getrunken hat; der Alkoholmißbrauch höheren Grades liegt aber zu weit zurück, als daß er sich ätiologisch ohne Zwang verwerten ließe. Darauf, daß unserem Kranken die so ungemein typische humoristische Stimmungslage der Alkoholparanoiker stets völlig mangelte, und daß der auffallend schnelle Verlust der geistigen Regsamkeit, wie wir ihn hier beobachten, den alkoholischen Formen fremd ist, sei noch besonders hervorgehoben.

Es dürfte also kaum befriedigend sein, den Fall mit einer der uns zurzeit zur Verfügung stehenden diagnostischen Etiketten zu versehen; man kann ihn nur beschreiben, aber nicht bezeichnen; daraus ist gewiß nicht zu folgern, daß es sich um eine luetische Psychose mit Sicherheit handelt, aber diese Auffassung bietet eine immerhin naheliegende Erklärungsmöglichkeit in Anbetracht der Tatsache, daß luetische Prozesse sich im Nervensystem unseres Kranken abspielen.

Beobachtung VII.

K. Anton, Buchdrucker, geb. 1883, aufgenommen 9. XII. 11.

Über Heredität und frühere Erkrankung nichts bekannt. Früher fleißig und nüchtern. Betreibt mit einem Lehrling zusammen eine Akzidenzdruckerei. Seit einem halben Jahr vernachlässigt er sein Geschäft, ergibt sich dem Trunk, bleibt mit der Miete im Rückstand. Vor vier Wochen im Krankenhaus Schwabing wegen „Lungenverschleimung". War damals schon niedergeschlagen und kleinmütig, sprach immer davon, daß der Gerichtsvollzieher kommen und ihm die Sachen versteigern werde. Am Samstag, den 9. ds. erschien er plötzlich bei seinem Hausherrn und teilte mit, er werde sich nach Eglfing begeben und dort Schutz vor Verfolgern nehmen. Man versuchte, ihm die Ideen auszureden; er wurde darauf auch anderen Sinnes, versprach, ruhig wieder an seine Arbeit zu gehen. Eine halbe Stunde später überbrachte ein Mann die Schlüssel der Werkstatt des Pat. Letzterer hatte sie ihm auf der Straße übergeben mit dem Auftrag, diese Schlüssel dem Hausherrn zu überbringen und dazu auszurichten, er habe sich doch entschlossen, nach Eglfing zu gehen. Wurde dann auf dem Wege nach Eglfing, nur mit Hemd und Hose bekleidet, aufgegriffen und in die Klinik gebracht.

Beobachtung in der Klinik.

9. XII. 11. Körperlicher Befund: Schwächlich; reduzierter Ernährungszustand; Kyphose. Pupillen beiderseits nicht ganz rund, weit. Reaktion auf Licht und Konvergenz vollkommen erloschen. Patellarsehnenreflexe lebhaft, rechts > links. Achillessehnenreflexe fehlen beiderseits. Armreflexe nicht auszulösen. Bauchdeckenreflexe + +. Babinski 0. Romberg 0. Keinerlei ataktische Störungen. Sensibilität intakt.

Wassermannsche Reaktion im Blut positiv; im Liquor negativ bei geringer, positiv bei hoher Konzentration. Nonne negativ. Hyperlymphozytose (14 Zellen in 1 cmm).

Psychischer Befund: Pat. kommt mit betrübter Miene langsam herein, setzt sich still mit aufgestütztem Kinn hin, spricht kein Wort, schaut meist auf einen Fleck mit etwas stierem Blick.

Er sei hier wegen eines Eides; er habe früher einmal einen Eid geleistet; er glaube jetzt, er habe einen Meineid geleistet, er wisse es aber nicht bestimmt. Die

Leute wüßten seine Gedanken, dadurch sei er in das Krankenhaus gekommen; er denke jetzt, er müsse verbrannt werden, sonst müsse die Welt zugrunde gehen. Er hörte und höre auch jetzt noch Stimmen; eben sei ihm, als wenn die Stimme seines Lehrlings dabei sei; er dürfe aber nicht sagen was er höre, das verbieten die Stimmen. Ob er geisteskrank sei, wisse er nicht bestimmt, das könne er nicht genau sagen; er meine, es seien Wunder geschehen; als er von daheim fortging, sei es ihm so gewesen, als ob einer gesagt hätte, einem Närrischen tue ich nichts. Andere verstehen seine Gedanken, wissen, was er denkt, alle schlechten Gedanken, die ihm durch den Kopf gehen; im Schlaf war ihm, als ob er ein Kind gemacht hätte und jetzt der Vater nicht sein wolle; er habe ein liederliches Leben geführt, in letzter Zeit nicht mehr. Er habe Angst gehabt, er könnte jemand anstecken, er sei nämlich selbst schon einmal **angesteckt gewesen vor 10 Jahren, habe damals einen Schanker und Ausschlag gehabt.** Er wurde mit grauer Salbe eingeschmiert, und machte einige Jahre später noch einmal eine Kur durch.

In letzter Zeit hat er auch Gestalten gesehen, den Teufel und alle möglichen Viecher, Schlangen, Stiere, Wildkatzen; es war, als ob er in der Hölle drunten gewesen wäre, so viel hat er schon gesehen; es war, als ob er nach Niederbayern gehen sollte, Schafe zu hüten, auch sah er nackte Frauenzimmer; da wurde ihm, als ob er sich verheiraten wollte; und trotzdem das Weib krank war, hat er sie doch abgeküßt; es war ihm, als ob er in einem Löwenkäfig gewesen wäre, als ob er nach Ungarn reisen wollte; gestern Nacht war ihm, als ob wilde Tiere ihm die Zähne gezeigt hätten, als ob er den Papst beleidigt hätte, den Gott; da sind ihm die gemeinsten Gedanken gekommen; er hat in Gedanken andere auf die gemeinste Weise beschimpft, hieß sie Schnallentreiber.

Pat. ist zeitlich und örtlich orientiert, gibt sinngemäße Auskunft, sitzt meist mit betrübter Miene da.

18. XII. Ängstlicher, ratloser Gesichtsausdruck. Ging in den letzten Tagen wiederholt aus dem Bett, klopfte an die Türe, bat wiederholt, man möchte ihn nach Eglfing schicken.

Sagte heute, er merke, wie der Urin „so einen g'spassigen Geschmack und Geruch" habe. Sah Bilder, aus denen er ersah, daß andere durch ihn krank geworden sind; auch andere Bilder, wo er sah, wie er in einer Kirche oder in einem Sarg war; aber das waren nur Gedanken; in Wirklichkeit sah er das nicht; derartige Gedanken kommen, wenn er die Augen schließt.

Was er denkt, wissen Andere auch; umgekehrt ist das nicht der Fall; deswegen kann er nicht mehr arbeiten; wenn er wüßte, daß andere seine Privatangelegenheiten nicht wissen, könnte er jederzeit zur Arbeit gehen.

Im Bett hat er gehört, wie Bekannte ihm auf seine eigenen Gedanken geantwortet haben; daher wußte er, daß diese seine Gedanken wissen; er ging dann zu den Leuten wirklich hin, fragte sie und versprach ihnen, etwas zu zahlen, wenn sie ihm die Wahrheit sagen würden, ob sie wirklich seine Gedanken hören können; aber da hat ihm keiner geantwortet; einer ist etwas rot geworden; es kam ihm vor, als ob dieser nicht offen wäre, die Sache nicht eingestehen wollte. Daß man die Gedanken eines anderen wissen kann, ist sicher möglich; so zum Beispiel glaubt er, daß zwei Stumme sich miteinander unterhalten können, wenn sie so ein Gehör haben wie er selbst. Krank ist er nicht, es fehlt ihm nichts. Hier und da ist ihm, als ob es im Kopf singen würde. Als er kürzlich aus dem Krankenhaus entlassen wurde, hörte er auf der Straße einen reden: „Jetzt läßt der sich noch sehen."

Vor wenigen Tagen war ihm, als ob er zwanzig Mädchen sitzen sah, die wollten sich verloben; er konnte sich doch nicht entschließen, eine zu nehmen; es war nacht; da dachte er, da findest du doch nicht die Richtige.

Pat. ist redselig, lächelt; zugänglich; schaut oft neugierig, mißtrauisch um sich.

Kombinierte Hg- und Salvarsankur eingeleitet.

27. XII. Hört aus den Rädern der Trambahn Stimmen, bittet ständig, man solle ihn nach Eglfing lassen, er habe es versprochen, dürfe nicht wortbrüchig werden, kniet dabei fast regelmäßig vor Ref. hin, besteht jedoch nicht energisch auf seinem Verlangen, geht wieder ins Bett, wenn Ref. zu anderen Patienten tritt.

Er macht einen leidenden Eindruck, brütet stumm vor sich hin, sitzt häufig auf dem Bettrand mit in den Kopf gestützten Händen. Verlangt auch heute wieder nach Eglfing, müsse dort gekreuzigt werden.

3. I. 12. Nimmt in den letzten Tagen mangelhaft Nahrung zu sich. Kniet oft vor Ref.: „Nach Eglfing, sonst muß die Welt zugrunde gehn."

13. I. 12. Abstiniert; wird gefüttert.

16. I. 12. Ißt spontan einige Mahlzeiten, nachdem er vorher schon angekündigt hatte, daß er sich jetzt nur mehr zweimal füttern lassen müsse, dann sei sein Versprechen eingelöst.

22. I. 12. Ist zugänglicher, geht öfters aus dem Bett, verlangt nach Eglfing. Aß vollständig.

25. I. 12. Bessere Stimmung, ab und zu etwas gereizt, geht aus dem Bett, kniet auf den Boden, sagt, er müsse das tun. Ißt unvollständig.

2. II. Pat. liegt fast dauernd zu Bett, das Gesicht der Wand zugekehrt, hält die Augen geschlossen, gibt auf Fragen keine Antwort, befolgt Aufforderungen nicht.

8. II. Pat. verhält sich immer noch sehr ablehnend, geht öfters außer Bett, kniet in betender Stellung, verlangt nach Eglfing, ist zu keiner eingehenden Auskunft zu bewegen, ißt mangelhaft, muß gefüttert werden. Die Wunder verbieten ihm zu essen.

War in den letzten Tagen wiederholt im Bad. Spricht heute spontan, daß er auf die Wunder nicht mehr achten wolle; wenn auch die Wunder verbieten, daß er etwas esse, werde er einfach gefüttert, das sei genau so, als wenn er selbst esse.

Heute nacht sei ihm gewesen, als ob ihn der Teufel in Händen gehabt hätte.

24. II. Über die Wunder befragt, gibt er an, daß seiner Ansicht nach der Teufel durch ihn versucht habe, die Welt zu verderben. Er habe durch Wunder versucht, ihn zu ruinieren, wollte, daß er sich kreuzigen lasse, daß er zerstückelt werde, daß er eines unnatürlichen Todes sterbe.

Es sei unmöglich, daß die Wunder von Gott stammen, da sie sich gegenseitig widersprechen. Dann finde er das für unmöglich, daß wegen ihm die Welt zugrunde gehen solle, daß wegen einer Person Millionen von Menschen vernichtet werden sollen. Wenn er sich gedacht habe, er solle erstochen werden, habe er sich wieder in Gedanken gesagt: „Ach, das tust du doch nicht." Dann habe er sofort die Erwiderung gehört: „Wenn du es nicht willst, dann mußt du es."

Schließlich habe er sich nicht mehr zu helfen gewußt und den Wundern gefolgt. Als Wunder bezeichnet er dies, daß die Trambahnen so laut fuhren; das habe ihn immer an Eglfing erinnert. Die Spatzen und Stare hätten gesprochen, hätten zum Beispiel gesagt: „Das darfst du nicht tun," wenn er zum Essen gegangen sei, und ähnliches.

Auch sei ihm durch die Wunder verboten worden, auf den Abort zu gehen, er solle lieber in die Ecke oder sonst wohin machen. Er habe auch mit Absicht einmal ins Bett genäßt. Es könne doch nicht sein, daß Gott wolle, daß er (Pat.) keinen Stuhlgang mehr habe; deswegen sei er auch an den Wundern irrgeworden, denn das sei doch keine Gerechtigkeit; habe deshalb auch den Wunder nicht mehr gefolgt. Hier und da habe er sich niederknien dürfen. Oft habe er abends, wenn er kaum im Bett lag, von der Uhr gehört: „Folg!". Wenn er der Aufforderung nachgekommen sei und nach Eglfing verlangt habe, habe ihn der Wärter wieder ins Bett gebracht; wenn dies öfters der Fall gewesen sei, sei schließlich der Wärter ärgerlich geworden, ihm selbst sei es auch zu dumm geworden, er sei liegen geblieben und habe sich gedacht: „Jetzt bleib ich liegen, ich kann nichts dafür, die ganzen Wunder können mich — — — —."

Bei solchen Gelegenheiten habe er auch bemerkt, daß die anderen Pat. ihn zum Besten haben; er habe es daran gemerkt, daß das, was sich die anderen dachten, im Wasser der Klosettspülung laut wurde; das habe ihn zwar weniger geärgert, weil er sich dachte: „Du kannst mich — — — —."

Die Wunder hätten durch alles Mögliche gesprochen; aus dem Wasser bei der Wascheinrichtung habe er herausgehört: „Für Dich ist kein Wasser da." Wenn er aufs Klosett gegangen sei, in einer Zeit, wo es ihm verboten gewesen sei, habe er gehört: „Du darfst nicht auf das Klosett."

Er höre nur von Bekannten Stimmen. Mitunter seien es so viele, daß er sie gar nicht mehr unterscheiden könne, er höre dann nur so ein Sausen. Ein gewisser Herr Külps, ein früherer Gläubiger, und ein früherer Lehrling vom Pat. hätten es so weit gebracht, daß Pat. sich kreuzigen lassen wollte.

Halte sich nicht für krank. „O woher denn?" Gibt aber sofort zu, daß das Stimmenhören etwas Krankhaftes sei. Das werde wohl nicht mehr besser werden. Vielleicht werde es aber doch noch besser, wenn er viel bade, aber keine Dauerbäder. Er glaube, daß beim Baden die Fliegen dann herauskämen, die seiner Ansicht nach im Ohr seien.

Er halte seine Erkrankung vielleicht für eine Strafe Gottes; er könne sich nur nicht erklären, warum er die Stimmen so oft bekommen und wieder verloren habe.

Früher habe er hier und da die Stimmen verloren, wenn er geglaubt habe, die Stimmen seien von Gott. Seit gestern, seitdem er nicht mehr an die Wunder glaubt, verliere er die Stimmen nicht mehr, auch wenn er von selbst ins Bett gehe.

Er habe lange Zeit Ref. keine Antwort gegeben, weil es ihm von den Wundern verboten worden sei. Während der Exploration fängt Pat. hier und da an, zu raisonnieren, mit natürlichem Affekt. Er sei kein Lump; wenn niemand schlimmer sei als er, brauche man keine Polizei. Jetzt wolle er nicht mehr auf die Wunder horchen, er wolle leben, wie es sich gehöre. Täuschungen könnten diese Stimmen nicht sein, denn das gebe es nicht, daß diese Stimmen sofort antworten. Die Stimmen seien keine Täuschungen, denn sie kämen ganz wo anders her, wie die Gedanken. Gedanken kämen oft von selbst, die er gar nicht wolle, natürlich meistens solche, über die er sich ärgere. Früher hätten ihm die Gedanken auch zugesprochen, jetzt heiße es meistens: „Das mußt Du selbst wissen."

Er bezweifle jetzt noch, ob er nicht die Gedanken eines Lumpen herausbringen könne, wenigstens die meisten.

In seinen Ausführungen ist Pat. nicht so zusammenhängend, wie es nach der Niederschrift scheint; er springt oft ab, ist in seinen Zusammenhängen oft schwer zu verfolgen, in seinen Antworten oft zerfahren. Seinen Sinnestäuschungen gegenüber besitzt er gegenwärtig auffallend viel Kritik. Jedoch wechselt er in seiner Ansicht über die Realität dieser Vorkommnisse sehr rasch, verneint schon im Nachsatze, was er im Vorsatze zugegeben hatte.

Auch absonderliche Ideen werden geäußert, so zum Beispiel, daß der Tag allein ohne die Nacht 24—26 Stunden gedauert habe, so daß der Tag eigentlich 48 Stunden gehabt habe.

Er sei doch immer beim Verstand gewesen, nie ohne Bewußtsein. Wenns ihm einer auch vorbete, glaube er es nicht, daß der Tag nur 24 Stunden gehabt habe.

Das sei keine Gerechtigkeit; waschen habe er sich nicht dürfen; sich direkt als Sau behandeln, das kann doch Gott nicht wollen. Das verlange Gott nicht einmal von einem Schwerverbrecher.

Bei diesen Äußerungen fängt Pat. zu weinen an, klagt weiter über die Ungerechtigkeit, die in seiner Behandlung durch die Wunder liege. Ursprünglich habe er gemeint, die Wunder seien eine Strafe dafür, daß er sich angesteckt habe; deswegen habe er den Wundern gefolgt.

10. II. Benimmt sich heute auffallend frei, kann selbst über seine Sinnestäuschungen lachen, jedoch hält diese Korrektur nicht an; er erzählt anschließend, daß die Glocken bald „Gnade", bald „Ungnade" läuten, daß er Gänseschnattern hörte, er solle nach Eglfing und von dort nach Niederbayern gehen.

13. III. Bittet, daß er nach Eglfing dürfe, weil er dort gekreuzigt werden müsse, weil sonst die Welt zugrunde gehen würde. Habe dies aus dem Glockengeläute herausgehört; das sei eben das Unbegreifliche, daß man aus dem Geläute das heraushöre. Auch sei ihm so, als ob er ein Kind hier in München habe, das schon ein paar Jahre alt sei; er könne nicht mehr genau sagen, ob er das durch die Stimmen oder durch die Wunder gehört habe; er wundere sich, daß das Mädchen sich nicht gerührt habe. Es sei ihm draußen schon so gewesen, als ob er zu dem Mäd-

chen hingehen und um Verzeihung bitten sollte. Auch hätte er schon lange nach Hause fahren sollen, weil er auch dort am Tode eines Kindes schuld sein sollte.

Es sei ihm so, als ob er durch den bösen Feind verfolgt werde; richtig beten könne er wegen seines Zustandes nicht mehr, deshalb bringe er den bösen Feind nicht los.

Er bittet Ref., daß dieser erlaube, daß Pat. außer Bett knien dürfe, damit er durch die Schmerzen beim Knien vielleicht doch noch erreiche, daß er Gnade finde, daß er nicht gekreuzigt werde. Die Wunder hätten zwar gesagt, daß er keine Gnade mehr finde.

Zum ersten Male sei ihm am 26. Dezember 1911 der Kreuzigungstod bestimmt gewesen, er habe aber wieder Gnade gefunden.

Die Wunder seien nicht alle gleich verlässig; am verlässigsten scheinen ihm die Trambahnen oder Eisenbahnen zu sein, denn wenn er Gott nicht folge, fahren sie viel lauter. Durch das Laute höre man dann die Stimme heraus: „Das geht nicht." Die Spatzen seien als Wunder unzuverlässig, es scheine ihm, als ob sie von dazwischen liegenden Wundern nichts wüßten und er sie eigentlich aufklären sollte.

In der letzten Zeit sei so gegen nachts 12 Uhr eine eigentümliche Musik, eine Leiermusik und Gänsegeschnatter gekommen; die Gänse hätten immer von zu Hause gesprochen, er müsse folgen, sonst komme sein Bruder herauf und haue ihn durch.

Pat. leidet sichtlich unter der Unsicherheit, die er seinen Sinnestäuschungen gegenüber besitzt. Er spricht zeitweise mit verschleierter Stimme und ist nahe daran, in Tränen auszubrechen. Kürzlich sei ihm bestimmt worden, entweder nach 3 Tagen in die Prinzregentenstraße 34/I zu gehen, um sich dort kreuzigen zu lassen, oder aber vom Glauben abzustehen und jüdisch zu werden.

13. III. 12. Nach Abschluß einer Quecksilber-Salvarsanbehandlung:
1 Zelle im Kubikmillimeter.
Nonne schwach positiv.
Wassermannsche Reaktion ohne Veränderung.
14. III. 12. Überführung nach Eglfing.

Beobachtung in Eglfing.

2. IV. 12. Spricht davon, daß er entlassen werden will. Gibt an, daß er ein bißl sausen höre, aber reden höre er nicht mehr. Wenn er wirklich Stimmen habe, so seien sie nicht so laut. Er horche nicht darauf; wenn er darauf hören würde, käme er wieder so weit, als er schon einmal gewesen sei. Er verstehe die Stimmen nicht, wenn er auch horche. Früher habe er sie allerdings verstanden. Wie·sei denn das überhaupt möglich (Stimmen hören)? Man bräuchte da kein Telephon mehr. Das wäre überflüssig. Das sei eben das Unbegreifliche. Pat. versichert immer wieder, daß er nicht mehr auf die Stimmen achte. Acht Tage vielleicht habe er daheim darauf gehört, 3 oder 5 Tage habe er gefastet, weil er es versprochen habe, für sich selbst zu fasten als Buße. Er habe früher ein bissel liederlich gelebt; eigentlich könne man das nicht sagen, er sei halt nicht zum Beichten gegangen, und dann seien die Selbstvorwürfe gekommen. Wie verhält es sich mit den Wundern? Was er selbst denke, das höre er, das sei seiner Ansicht nach eine Einbildung; er könne es nicht für ein Wunder halten. Es sei eben eine Sinnestäuschung, aber er erkenne seine Krankheit selbst, infolgedessen schade es nicht mehr soviel. Ob die anderen Gedanken lesen können, wisse er nicht, früher habe er es gemeint. Es sei ihm auch so vorgekommen, als ob manchmal ihm was hingerieben worden sei. Daß daheim die Gedanken gelesen werden können, das glaube er nicht. Wie wolle er da herausbringen, was er denke? Er glaube doch nicht, daß er nicht hier und da eine andere Farbe kriegen würde, wenn er selbst schlechte Gedanken habe und der andere sie lesen könnte. Am ehesten sei möglich, daß er im Schlaf was rede. Er müsse halt meist zu Hause bleiben, nicht mehr ins Wirtshaus gehen, weil er dort hier und da eingeschlossen sei, er glaube, daß dabei die Sachen aufgekommen seien. Dadurch, daß er geglaubt habe, daß die Leute seine Gedanken wüßten, hätten sich die Gedanken erst recht in den Kopf gesetzt.

15. IV. 12. Zu Bett. Halluziniert massenhaft; meist sehr ängstlich. Dazwischen Äußerungen, die er selbst als „Galgenhumor" bezeichnet. Er hört Stimmen,

darunter auch die Gottes selbst, die ihm Vorwürfe machen und allerlei Sünden aus der Vergangenheit vorhalten, die eigentlich niemand wissen könnte, wie Pat. verwundert sagt. Er hört ferner Schimpfnamen, hört, daß er ein fauler Lump sei, der nicht arbeite. Verlangt, daß man ihn entlasse; er müsse in die Leibregimentskaserne, um sich erschießen zu lassen. Er höre auch immer, daß er gekreuzigt werde. Die Spatzen sprechen über ihn.

25. IV. In den letzten Tagen bedeutend freier, gesprächig; beginnt witzige Redensarten zu machen. Außer Bett.

27. IV. Meint, die „Spatzenrederei" sei „Stuß". Die anderen Sachen müsse er aber doch als Wunder ansehen; das sei geschehen, um ihn aus dem liederlichen Leben zu retten.

2. V. 12. Ist nun ruhig, gleichmäßig, heiterer Stimmung.

8. V. 12. Macht nun einen hypomanischen Eindruck, ist sehr beweglich, in heiterer witziger Laune. Erzählt vor den anderen lachend über sein Vorleben, über geschäftliche Schwierigkeiten, über die Besuche des Gerichtsvollziehers. Über seine Halluzinationen lacht er, behauptet, er höre keine Stimmen mehr. Ersucht um Entlassung.

10. V. Drängt sehr nach Entlassung. Ist auffallend uneinsichtig für den depressiven Zustand. Wird gegen den Arzt ungezogen. Erklärt später dem Pfleger gegenüber, wenn ihn der Arzt wieder so saudumm anrede, werde er demselben eine Ohrfeige „herunterhauen".

15. V. 12. Ist seit 2 Tagen deutlich verändert, ernst, geht unruhig auf und ab. Kümmert sich wenig mehr um die Umgebung.

17. V. Halluziniert wieder massenhaft; hört Gott, Engel, Teufel; auch Vogelstimmen. Will beichten, verlangt Rosenkranz und Gebetbuch.

18. V. Versichert mit tiefem Ernste, daß es Wunder gebe. Er höre den Wind und das Wasser sprechen; das Wasser des Klosetts rausche und spreche dabei; es antworte auf seine Gedanken.

19. V. Macht heute einen Kniefall vor dem Arzt, bittet mit aufgehobenen Händen, daß er beichten dürfe. Er habe sich vergangen, indem er gegen Gottes Verbot heute morgen Kaffee getrunken habe.

6. VI. 12. Verlangt ein eigenes Zimmer, denn wenn er beten könnte, könnte er sich das Leben retten. Er müsse auch eine höhere Persönlichkeit haben, die ihm zur Seite stehe, weil er einen höheren Glauben gefunden habe, als der christkatholische sei. Sein Glaube sei mehr, und er gewinne die Welt dabei. Aber wenn er keine Hilfe habe, könne er das nicht tun. Er habe immer noch das Glück, daß ihm die Wunder zur Seite stehen.

18. VII. Halluziniert unverändert weiter. Kniet oft mit ekstatischen Gesichtszügen, die Hände gefaltet, die Augen geschlossen, am Boden. Behauptet, er sehe alles, trotz geschlossener Augen. Hört besonders die Stimme Gottes, erhält alle möglichen Befehle, deren Befolgung seine Entlassung bewirken würde.

24. VIII. Scheint in letzter Zeit weniger zu halluzinieren; bestreitet, daß er jemals behauptet habe, er habe Vögel sprechen hören, hält aber an seinen Wahnideen ziemlich zäh fest. Benimmt sich ziemlich ruhig und geordnet, beschäftigt sich mit Zitherspiel.

17. X. 12. Bittet täglich um seine Entlassung; erklärt, er wolle entmündigt werden, damit er jemand habe, der für ihn sorge. Drückt dabei die Hoffnung aus, daß er auf diese Weise eher entlassen werde.

24. XI. 12. Ersucht um Beschäftigung, er halte sich für völlig gesund, und da sei es ihm zu langweilig auf diesem Hause. Von Halluzinationen zurzeit wenig nachweisbar.

Bei einer katamnestischen Nachuntersuchung am 29. XI. 12 ergab sich folgender Befund: Pat. ist heiterer Stimmung, ohne expansiv zu sein, lebhaft, interessiert, höflich und völlig natürlich in seinem Verhalten. Nichts Ideenflüchtiges. Völlig orientiert. Gedächtnis und Merkfähigkeit ohne Störung. Es besteht ein auffälliges Unsicherheitsgefühl gegenüber der Realität seiner psychotischen Erlebnisse. Er meint, seinerzeit in der Klinik sei er ganz weg gewesen, dort sei es nicht das Richtige mit ihm gewesen. Die von ihm geäußerten Wahnbildungen bezeichnet er als „verfehlte Anschauungen", er habe sich seine Schulden in den Kopf gesetzt und deshalb irrtümlich gemeint, er werde verfolgt. Er geniere sich, wenn er aus der Anstalt entlassen würde, weil er sich so vieles eingebildet habe, er wolle deshalb nicht mehr in seine Heimat, sondern nach Frankreich auswandern.

Die Stimmen seien jedoch keine Täuschungen gewesen; er habe immer auf seine Gedanken Antwort bekommen. Die Vogelstimmen seien oft von Menschen nachgemacht, markiert worden, um ihn zu foppen.

Jetzt höre er keine Stimmen mehr, nur zuweilen Summen im Ohr. Körperlicher Befund unverändert.

Pat. wurde am 28. XII. 12 versuchsweise aus der Anstalt entlassen.

Zusammenfassung.

Ein 28 jähriger Buchdrucker erkrankte psychisch 10 Jahre nach luetischer Infektion. Der Kranke soll früher geistig völlig gesund und ein nüchterner fleißiger Arbeiter gewesen sein. Es fiel auf, daß er seit einem halben Jahre seine Gewohnheiten änderte, sein Geschäft vernachlässigte und zu trinken begann. Dabei schien er kleinmütig und ängstlich, fürchtete, er komme in Vermögensverfall. Dann begann er zu halluzinieren, besonders in Form des Gedankenlautwerdens. Er war bezüglich der Realität seiner Phoneme offenbar längere Zeit unsicher und machte die größten Anstrengungen, darüber ins Klare zu kommen; so versprach er einem Bekannten, auf den er im Sinne des Gedankenlautwerdens projizierte, Geld für eine wahrheitsgemäße Auskunft, ob seine Halluzinationen auf Wirklichkeit beruhen oder Einbildung seien. Sein Krankheitsgefühl äußerte sich auch darin, daß er wiederholt erklärte, in die Irrenanstalt Eglfing gehen zu wollen, und sich eines Tages wirklich auf den Weg dahin machte, nachdem er vorsorglich zuvor seine Angelegenheiten geordnet hatte. In der Klinik stand er fortgesetzt unter dem Einfluß zahlreicher akustischer Halluzinationen, vorwiegend imperativen und drohenden Charakters und er reagierte auf dieselben mit sehr starkem Affekt. Zuweilen sprach er auch von optischen Wahrnehmungen, Erscheinungen von Tieren und szenenhaften Visionen; es machte jedoch eher den Eindruck, als ob es sich dabei um verifizierte Träume handelte. Die Phoneme wurden von ihm als Wunder bezeichnet und göttlicher Ursprung derselben angenommen.

Halluzinationen anderer Sinnesgebiete fehlten.

Anfänglich wurden spärliche Versündigungsideen geäußert, später bestand reiner Angstaffekt in engem Anschlusse an die Phoneme.

Besonders bemerkenswert war die Art, wie er sich mit den „Wundern" auseinandersetzte. Er prüfte den Inhalt der Befehle und Drohungen auf das sorgfältigste hinsichtlich ihrer Zweckmäßigkeit und ihres logischen Zusammenhanges. So stellte er fest, die Wunder widersprechen sich und könnten deshalb nicht von Gott stammen. Die Stimmen verboten ihm zum Beispiel das Essen. Er abstinierte und wurde gefüttert. Darauf fing er spontan zu essen an mit der Begründung, wenn er gefüttert werde, sei es ja dasselbe, als wenn er selbst esse; das Wunder werde also illusorisch gemacht und er wolle deshalb auf dasselbe nicht mehr achten. Er wurde „an den Wundern irre" weil sie „ja ganz unmögliche Dinge" ihm androhten, zum Beispiel, daß seinetwegen die Welt zugrunde gehen werde, und Forderungen an ihn stellten, die Gott unmöglich wolle, zum Beispiel, daß er nicht auf das Klosett gehe. Schließlich erklärte er sogar, die Wunder könnten ihm — — —. Es diskutierte über die Fragen mit großer Lebhaftigkeit. Gewöhnlich geriet er sehr bald wieder unter den völligen Einfluß der Stimmen, um sich von neuem immer wieder herauszuarbeiten.

Seine kritische Stellungnahme war sehr wechselnd. Öfters erkannte er die Krankhaftigkeit des Halluzinierens an, bat um Bäder, von denen er sich eine bessernde Wirkung versprach, und erklärte, seine Erkrankung sei eine Strafe Gottes.

Zusammenhängende Wahnbildungen fehlten völlig. Das Verhalten war frei von selbständigen Willensstörungen, und als für kurze Zeit das zugängliche Wesen durch eine ablehnende stuporöse Phase unterbrochen wurde, schien eine durchaus zureichende Motivierung vorzuliegen. Die Orientierung war stets einwandfrei.

Körperlich fanden sich absolute Pupillenstarre, Differenz der P. S. R. und Fehlen des A. S. R.

Die W.-R. war positiv im Blut, negativ im Liquor bei einfacher, positiv bei höherer Konzentration; die Zellzahl war vermehrt; Nonne war bei 3 Punktionen zweimal negativ und einmal schwach positiv. Durch kombinierte Hg-Salvarsanbehandlung gelang es, die Hyperlymphozytose völlig zum Verschwinden zu bringen.

Während der nunmehr 8 Monate andauernden Anstaltsbeobachtung, die seiner Entlassung aus der Klinik folgte, bot er ein wechselndes Verhalten. Zu Beginn verhielt er sich ruhig, geordnet und zeigte in gewissen Grenzen recht gutes Verständnis für die Krankhaftigkeit seiner Störungen. Daß er selber höre, was er denke, sei Einbildung, Sinnestäuschung; aber es sei gut, daß er das selbst einsehe, weil es dann nicht soviel schade. Auf die Stimmen wolle er nicht mehr achten; wie das Hören der Stimmen zustande komme, sei ihm ganz unbegreiflich.

Sehr bald setzte wieder eine halluzinatorische Phase ein, er hörte allerlei Schimpfworte, auch Vogelstimmen, Drohungen, er werde erschossen, gekreuzigt; war sehr ängstlich. Nach 10 Tagen verschwand alles wieder; er erklärte die Vogelstimmen für „Stuß", wurde heiter, gesprächig, machte einen hypomanischen Eindruck. Nach kurzer Zeit stellte sich wieder eine ängstliche Erregung mit Versündigungsideen und überaus reichlichen Gehörstäuschungen ein. Dabei bot er öfters das Bild einer religiösen Ekstase. Drei Monate dauerte dieser Zustand und seit etwa vier Monaten ist eine fortschreitende Besserung eingetreten. Die Stimmen verloren sich; die Wahnideen waren anfänglich noch festgehalten, späterhin zum Teil aufgegeben oder angezweifelt. Es stellte sich lebhaftes Entlassungsbedürfnis ein, und er bat selbst um Entmündigung, um jemanden zu haben, der für ihn sorge.

Bei einer ganz kürzlich vorgenommenen Nachuntersuchung fand ich ihn lebhaft, zugänglich, in heiterer Stimmung, frei von jeglichen Absurditäten. Gegenüber seinem Verhalten in der Klinik bestand eine gewisse Krankheitseinsicht. Es sei nicht das Richtige mit ihm gewesen, er sei ganz weg gewesen, er habe verfehlte Anschauungen gehabt; er geniere sich, in seine Heimat zurückzukehren, weil die Leute dort wüßten, daß er sich irrtümliche Dinge eingebildet habe, er wolle deshalb lieber nach Frankreich auswandern. Stimmen höre er nicht mehr, habe aber sicherlich solche gehört; nur die Vogelstimmen seien wohl von Menschen, um ihn zu foppen, markiert worden.

Gedächtnis und Merkfähigkeit erschienen ungestört.

Bald danach konnte die versuchsweise Entlassung aus der Anstalt erfolgen.

Epikrise.

Die Deutung dieses Falles ist schon deshalb schwierig, weil wegen der Kürze der bisherigen Beobachtungsfrist mit einem abschließenden Urteil zurückgehalten werden muß. Zunächst ist nach einjährigem, durch mannigfache Schwankungen ausgezeichnetem Bestehen eines ängstlich halluzinatorischen Krankheitsbildes ein Stillstand eingetreten; die Krankheitseinsicht ist noch keine vollkommene, aber von einem eigentlichen Defekt kann nicht gesprochen werden.

Damit muß die Möglichkeit ausscheiden, daß es sich um eine symptomatologisch ungewöhnliche Paralyse handelt, woran ja im allerersten Beginn des Leidens zu denken war. Auch die Auffassung, daß die Erkrankung nicht dem Formenkreis der Dementia praecox angehört, findet durch diesen Ausgang eine Stütze. Eine etwa eingehendere Betrachtung konnte ja auch zu keinem Zeitpunkt zu dieser Auffassung führen, denn es fehlte stets alles Triebartige, vielmehr handelte es sich bei allen Äußerungen um stark affektiv betonte Reaktionen auf krankhafte Vorstellungen und Trugwahrnehmungen. Die Krankheitserscheinungen wurden von dem Kranken als etwas Fremdartiges, ihm Aufgezwungenes empfunden und mit lebhaftem Anteil kritisiert; der Kranke kämpfte gewissermaßen mit der Psychose. Nur vorübergehend wurde die Kritik eingestellt, sehr bald brach immer wieder Krankheitseinsicht durch. An Dementia praecox wird man nach alledem wohl kaum ernstlich denken können.

Die Psychose mit dem Alkoholismus zu verknüpfen, erscheint nicht angängig. Der Kranke hatte erst in letzter Zeit, zweifellos schon infolge seiner psychischen Erkrankung, stärker getrunken, nachdem er früher sehr mäßig gewesen war; die Zeitdauer des Potatoriums erscheint demnach zu kurz für die Erzeugung einer Alkoholhalluzinose. Im Beginn der Erkrankung ließ ja das Auftreten von nächtlichen Gesichtstäuschungen an die Alkoholätiologie denken, und es mag sein, daß hierin eine alkoholische Komponente vorliegt; die weitere Entwicklung des Leidens, besonders die depressiv stuporöse Phase fiel sicherlich aus dem Rahmen der Alkoholpsychosen heraus.

Am ehesten noch könnte sich die Anschauung vertreten lassen, daß wir es mit einer dem mechanisch-depressiven Irresein zugehörigen Störung zu tun hätten. Bei der Vielgestaltigkeit der Zustandsbilder dieser Krankheit liegt es ja bei jeder durch vorwiegend affektives Ergriffensein ausgezeichneten Psychose nahe, sie zu ihr in Beziehung zu setzen. Bei genauer Analyse unseres Falles sahen wir aber gerade, daß die affektiven Störungen trotz zeitweiliger starker Intensität nicht das Bild beherrschten, sondern vielmehr, daß die Stimmungslage in unverkennbarer Weise abhängig war von den außerordentlich lebhaften Gehörstäuschungen. Hier stellten die Halluzinationen nicht den sinnlichen Ausdruck des Gemütszustandes dar, der Kranke setzte sich vielmehr ihnen gegenüber geradezu zur Wehr, verarbeitete sie kritisch, akzeptierte sie nur zeitweise und teilweise. Daraus resultierte auch die mangelnde Geschlossenheit und die geringe Nachhaltigkeit der depressiven Wahnvorstellungen. Die nach Abklingen der depressiven Perioden vorübergehend beobachtete „hypomanische" Stimmung und das anspruchsvolle Verhalten war nur so andeutungsweise entwickelt, daß man diese Erscheinungen nicht als diagnostisch verwertbare Merkmale betrachten kann.

Die Psychose zeigte demnach trotz mannigfacher symptomatologischer Verwandtschaft zu uns bekannten Krankheitsbildern eine Reihe fremdartiger Züge, die es erschweren, sie zu einer von ihnen in nähere Beziehung zu setzen.

Diese ungewöhnliche Psychose findet sich bei einem Individuum mit sicherer zerebrospinaler Lues; neben dem kennzeichnenden Liquorbefund sind in Gestalt von absoluter Pupillenstarre und von Sehnenreflexanomalien auch eindeutige neurologische Zeichen vorhanden.

Bei dieser Sachlage kann man, wie mir scheint, mit einigem Recht die Wahrscheinlichkeit betonen, daß die psychische Erkrankung von der Hirnsyphilis abhängig ist.

Beobachtung VIII.

Se. Maria, 39 Jahre alt, Stubenmädchen. Aufgenommen in die Klinik am 1. VIII. 1906.

Vorgeschichte:

Patient war bis zur Einlieferung in die Klinik Stubenmädchen in einem hiesigen Hotel. Sie war dort mehrere Jahre, und man war sehr zufrieden mit ihr. Außer einer gewissen Empfindlichkeit war nie etwas an ihr aufgefallen. Erst seit vier Tagen bot sie Störungen. Sie wurde ängstlich, weinte, wollte immer in die Kirche laufen und beichten, meinte, bestohlen worden zu sein, und benahm sich so, als wenn sie sich verfolgt glaubte. Wiederholt äußerte sie die Befürchtung, sie müsse in eine Irrenanstalt und werde nicht wieder herauskommen.

Beobachtung in der Klinik.

Wie Pat. angibt, hatte sie vor 15 Jahren drei Geschwüre an den Geschlechtsteilen; nur lokale Behandlung. Seit kurzer Zeit hörte sie Stimmen. Eine Stimme sagte, es sei jemand im Zimmer.

Vor einigen Tagen hörte sie, sie müsse ins rote Kreuz, es wäre ein Altar aufgestellt, und dann komme sie in die Anatomie.

Wer dies sagte, weiß sie nicht, aber sie habe es ganz deutlich gehört. (Flüsterstimme.)

Auch eine Gestalt sah sie einmal im Zimmer, konnte aber nicht erkennen, wer es war.

Im Hotel hätten die Burschen „so Verschiedenes“ von ihr und der Polizei erzählt.

Als sie neulich im Geschäft einen Gürtel kaufen wollte, haben die Ladenmädchen. gesagt: „Das ist das Mädchen vom Domorganisten Schmidt.“ Schon vorher hörte sie: „Schmidt, Du mußt mit.“

Manchmal war es ihr so, als ob sie hypnotisiert würde.

Pat. klagte über starke Kopfschmerzen im Hinterkopf, über Schwindel, rheumatische Schmerzen und Magenbeschwerden. Sie sei nervös und matt, aber nicht geisteskrank.

Sie benahm sich bei der Aufnahme und auch weiterhin ruhig und besonnen, war stets zugänglich, zeigte wenig Affekt, hin und wieder traten Andeutungen von Katalepsie hervor. Die Orientierung war einwandfrei; intellektuell erschien sie nicht geschwächt.

Köperlicher Befund: Mäßiger Ernährungszustand.

Pupillen absolut starr. Sehnenreflexe lebhaft. Im übrigen kein pathologischer Befund.

Wassermannsche Reaktion im Liquor schwach positiv bei einfacher Konzentration. (Serum nicht untersucht.) Deutliche Zellvermehrung. (29 Zellen im Kubikmillimeter).

14. VIII. Seit 10 Tagen Schmierkur.

War bisher ganz ruhig und geordnet. Etwas apathisch. Klagte nur öfters über Kopfweh.

Hatte anscheinend keine Sinnestäuschungen oder Wahnideen. Erklärte aber heute einer sie besuchenden Frau, sie möge sie doch ja bis Freitag herausnehmen, da die Polizei sie verfolge und sie dann holen werde.

Lacht auf Vorhalt über diese Ideen, sie wisse nicht recht, wie das sei, sie habe so gedacht, vielleicht davon geträumt.

3. IX. Klagte in den letzten Tagen viel über Schwindel und eingenommenen Kopf; leugnete, wie auch immer zuvor, noch Stimmen zu hören. Das Körpergewicht das bis zum 27. vorigen Monats gleichmäßig angestiegen war, ist in letzter Woche um 2 Pfund gesunken. Pat. scheint jetzt auch etwas befangener, benommener als vorher. Eine Merkstörung ist nicht nachzuweisen. Pat. ist immer zeitlich und örtlich genau orientiert, hat Krankheitsgefühl, klagt spontan über die genannten Beschwerden, ist vollkommen komponiert. Kennt die Personen ihrer Umgebung, unterhält sich mit ihrem Besuche. Für ihre halluzinatorischen Erlebnisse fehlt ihr jedoch die rechte Krankheitseinsicht. Frägt man sie, ob das nicht krankhaft gewesen sei, so lächelt sie verlegen, sagt, sie wisse es nicht.

7. IX. Hat gestern wieder einmal Stimmen gehört. Es war ihr, als wenn die Maria aus dem Kaiserhof sagte: „Und das Hoftheater bin ich." Erzählt dies mit verlegenem Lächeln. Auf die Frage, ob dies krankhaft oder Wirklichkeit gewesen sei, antwortet sie ausweichend, sie habe es eben gehört.

20. IX. In letzter Zeit dauernder Wechsel zwischen Tagen, an denen sie über eingenommenen Kopf, über Ohrensausen, über undeutliches Sehen auf dem rechten Auge klagte, und Tagen, an denen sie von diesen Beschwerden frei war.

Ohrenuntersuchung (Professor Wanner): Mittelohr intakt, Flüsterstimme wird wie unter normalen Verhältnissen wahrgenommen. Knochenleitung herabgesetzt.

Psychisch unverändert. Beschäftigt sich, liest. Natürlicher Entlassungsdrang. Stets orientiert. Körperlicher Befund wie zuvor.

21. IX. Augenuntersuchung (Professor Salzer): Augenhintergrund normal. Rechts stärkere Hyperopie als links, was die subjektiven Beschwerden von seiten des rechten Auges erklärt.

2. X. Keine Änderung. Oft die genannten subjektiven Beschwerden. Leugnet, Stimmen zu hören.

18. X. Unverändert. Ohrenbefund vollkommen normal. (Professor Wanner).

8. XI. 1906. Pat. ist absolut geordnet in ihrem Verhalten. Etwas still und träumerisch, was sie aber von jeher gewesen sein soll. Hat den dringenden Wunsch, bald entlassen zu werden, um wieder arbeiten zu können. Sie sieht aber andererseits auch ein, daß sie nur eine leichtere Stelle annehmen könne, und daß sie zunächst noch Erholung brauche.

Pat. hat noch über das schlechte Sehvermögen zu klagen. Es sei ihr, als ob ein Schleier über den Augen wäre. Doch seien die Augen heller geworden. Zeitweise höre sie auf beiden Ohren schlechter. Die Kopfschmerzen im Hinterhaupt seien ganz verschwunden, doch habe sie noch zeitweise Schmerzen auf der Stirne. Körperlicher Befund ohne Änderung.

Pat. beschäftigt sich, hat das Gefühl vollkommener Frische.

17. XI. 1906. Ruhig, geordnet, besonnen. Fühlt sich gesund. Wünscht Entlassung. Wird nach Hause entlassen.

Die Kranke ist später nicht wieder anstaltsbedürftig geworden. Kürzlich, 6 Jahre nach der Entlassung, wurde eine poliklinische Nachuntersuchung vorgenommen.

Pat. war inzwischen als Hoteldienstmädchen in Stellung, war aber infolge körperlicher Schwäche öfters arbeitsunfähig. Wie sie sagte, könne sie schwerere Arbeit schlecht vertragen, werde matt und magere ab. Bis zum Jahre 1910 litt sie viel an Schwindelanfällen, zuweilen auch an Kopfschmerzen. Im vergangenen Winter stellte sich Kribbeln und Ameisenlaufen an den Fingern der rechten Hand ein. Auch die Augen und Ohren machten ihr viel zu schaffen.

Die Erinnerung an den Aufenthalt in der Klinik ist auch bezüglich der Details recht gut, sie weiß Dauer und Daten ihres Aufenthaltes, Namen der Ärzte etc.

Die Kranke ist in ihrem Verhalten vollkommen natürlich, zeigt keinerlei motorische Auffälligkeiten. Sie macht einen etwas matten, weinerlichen Eindruck und jammert beständig über ihre körperlichen Beschwerden. Intellektuell scheint kein Rückgang seit der Beobachtung vor 6 Jahren eingetreten zu sein. Hin und wieder höre sie noch Stimmen, die ganz gleichgültige Dinge sagen, z. B.: „Der Kessel ist geheizt." Sie achte nicht darauf und mache sich auch keine Gedanken darüber, was es zu bedeuten habe.

Wahnbildungen werden negiert; nur eine einzige eigentümliche hypochondrische Beobachtung teilt sie mit: In diesem Jahre während ihres Dienstes in einem hiesigen Hotel sei von Zeit zu Zeit sie und noch eine andere Angestellte vorübergehend ganz gelb geworden, was wohl von der strengen Arbeit gekommen sei. Auf körperlichem Gebiet hat sich der Befund nicht geändert. Die Pupillen sind absolut starr. Die seinerzeit versäumte Blutuntersuchung wurde jetzt nachgeholt und ergab stark positive Wassermannsche Reaktion.

Zusammenfassung.

39 jähriges Dienstmädchen; infizierte sich mit Lues vor 15 Jahren; nur lokale Behandlung.

Beginn der Erkrankung unvermittelt mit Phonemen zum Teil beängstigenden, größtenteils jedoch indifferenten Inhalts; diese zeigen inhaltlich keine Beziehung zueinander. Eine wahnhafte Verarbeitung bleibt aus. Einzelne ganz unklare Verfolgungsideen, sie werde von der Polizei geholt, sie wäre bestohlen, sie werde hypnotisiert, an ihrem Körper werde etwas gemacht, stellen sich ein. Die affektive Reaktion ist äußerst gering, von einer ängstlichen Erregung ist keine Rede. Die Orientierung ist stets tadellos, auch vorübergehende Bewußtseinstrübungen fehlen. Das Gebaren ist völlig natürlich, sie ist stets zugänglich, zeigt keinerlei auf Willensstörungen zu beziehende Eigentümlichkeiten des Handelns. Im Anfang ist sie etwas apathisch, macht sogar einen mehr stumpfen Eindruck, nach 14 Tagen stellt sich natürlicher Entlassungsdrang und überhaupt eine bessere affektive Ansprechbarkeit ein.

Bemerkenswert ist ein ausgeprägtes Krankheitsgefühl, das sich schon im Beginn in der Furcht, in das Irrenhaus gebracht werden zu müssen, äußert und späterhin sich an verschiedene körperliche Beschwerden, Kopfweh, Schwindel eingenommenen Kopf, Ohrensausen, undeutliches Sehen auf dem rechten Auge, anheftet. Bezüglich der Sinnestäuschungen wird sie später etwas unsicher, ohne daß sich jedoch eine eigentliche Korrektur einstellt. Im Liquor findet sich deutliche Zellvermehrung und schwach positive W.-R.

Körperlich besteht absolute Pupillenstarre. Den subjektiven Beschwerden seitens des Gehörs und des Sehens entsprechende objektive Veränderungen finden sich nicht.

Es wird eine Schmierkur eingeleitet. Die Sinnestäuschungen werden spärlicher, Patientin stellt sie wenigstens in Abrede; das Verhalten wird durchaus unauffällig, Patientin beschäftigt sich eifrig und das Bedürfnis, wieder ihre gewohnte Tätigkeit aufzunehmen, stellt sich ein. Die im Anfang quälenden Hinterkopfschmerzen verschwinden.

Patientin kommt nach 3 Monaten zur Entlassung und ist bisher — während 6 Jahren — nicht wieder anstaltsbedürftig geworden. Sie ist jedoch, wie eine kürzlich vorgenommene Nachuntersuchung erwies, geistig nicht gesund. Vereinzelte, indifferente Sinnestäuschungen treten noch auf, die jedoch keinerlei affektive Resonanz finden, und auch gelegentlich isolierte wahnhafte Deutungen ohne bestimmte Richtung.

Krankheitseinsicht besteht nicht, jedoch scheint die Kranke den akuteren Störungen mit einem gewissen Gefühl von Fremdartigkeit gegenüber zu stehen, indem sie sagt, es müsse ihr damals durch Hypnose beigebracht worden sein, sie müsse krank gemacht worden sein. Dabei ist jedoch die Arbeitsfähigkeit, soweit sie nicht durch körperliche Behinderung erschwert ist, vorhanden, und Patientin scheint durch ihr Verhalten keinerlei Anstoß zu erregen.

Willensstörungen bestehen nicht. Auf körperlichem Gebiete werden noch Klagen über Kopfschmerzen, Schwindelanfälle und Parästhesien geäußert.

Die seinerzeit nicht vorgenommene Blutuntersuchung wurde jetzt nachgeholt und gab stark positiven Ausschlag.

Epikrise.

An einer luetischen Erkrankung des Zentralnervensystems ist im Hinblick auf die schwach positive Liquorreaktion, die Hyperlymphozytose und die Pupillenstarre nicht zu zweifeln.

Mir scheint es berechtigt zu sein, auch die Psychose als luetische aufzufassen. Differenzialdiagnostisch käme ja nur eine mit Defekt geheilte Dementia praecox in Betracht, eine Auffassung, gegen die sich vielerlei einwenden läßt. Zunächst das Fehlen von selbständigen Willensstörungen, das natürliche, zugängliche Verhalten, das ausgeprägte Krankheitsgefühl auch zur Zeit der akuten Erkrankung, das Sozialbleiben und die erhaltene Arbeitsfähigkeit der Kranken, schließlich alles, was eben für die luetische Genese und damit gegen die Annahme einer Dementia praecox spricht. Dies sind abgesehen von den bereits angeführten die sonstigen körperlichen Begleitsymptome der Hirnlues, die Kopfschmerzen, deren Beeinflussung durch Hg sehr deutlich war, die Schwindelanfälle, Störungen, die auch jetzt noch bestehen und zu denen sich in letzter Zeit lokalisierte Parästhesien gesellt haben, ein Zeichen, daß auch jetzt der luetische Hirnprozeß noch nicht zum Abschluß gekommen ist.

Beobachtung IX.

B. Pauline, Kaufmannstochter, 55 Jahre. Aufgenommen am 8. VI. 1912.

Vorgeschichte.

Geisteskrankheiten sind angeblich in der Familie nicht vorgekommen. Über eine syphilitische Infektion der Pat. wissen die Angehörigen nichts, doch nehmen sie an, sie sei etwa im Jahre 1878 erfolgt, da Pat. damals garvida wurde.

Pat. war von Hause aus schwachsinnig, lernte wenig und verstand auch in den Geschäften der Haushaltung nur das Notwendigste. Krämpfe, Bewußtseinsstörungen wurden nicht beobachtet.

Im Jahre 1899 äußerte Pat. zuerst Verfolgungsideen, nachdem sie bereits seit einiger Zeit reizbar und streitsüchtig gewesen war. Sie fürchtete, sie werde verbrannt, sie werde den Löwen zum Fraß vorgeworfen; wenn im Ofen Feuer angemacht wurde, meinte sie, man werde sie hineinstecken. In der Nachbarschaft war ein Stall, und sie fürchtete, sie werde zwischen die Pferde geworfen werden, und diese würden sie fressen. Von Zeit zu Zeit traten lebhafte Angstzustände auf, die häufig in der Nacht begannen; sie fing an zu schreien, umherzulaufen, die Fenster auf- und zuzumachen, an den Türen zu rütteln, schrie dann, man werde sie verbrennen, sie ins Wasser werfen; in den Zwischenzeiten war sie ruhiger, aber immer ängstlich, wollte nicht allein bleiben.

Derartige Verfolgungsideen wurden seitdem immer wieder geäußert, und ängstliche Erregungszustände führten wiederholt zu zeitweiser Internierung in Anstalten.

Im Lauf der Jahre ist sie völlig verblödet. Sie beschäftigte sich meist damit, daß sie sich etwas kochte, sprach fast nichts, kümmerte sich um gar nichts, war nie aus dem Hause herauszubringen und vernachlässigte völlig die Körperpflege. Wenn man sie waschen wollte, kostete es immer einen Kampf. Sie verlangte alles Eßbare, was sie sah, stahl es, wenn man es ihr nicht gab, aß aber nur wenig davon, versteckte das übrige und ließ es liegen. Oft lief sie, nur mit dem Hemde bekleidet, im Hause umher.

Zuweilen ließ sie sich auf das Bett fallen, schlug um sich, verdrehte die Augen, wurde ganz steif und verlor das Bewußtsein; es trat auch Schaum vor den Mund. Zungenbisse wurden nicht beobachtet. Lähmungserscheinungen blieben nicht zurück. Diese Anfälle waren früher seltener, häuften sich aber in den letzten Jahren, so daß an manchen Tagen 3—4 Anfälle auftraten.

Bei der ersten Aufnahme in eine Anstalt 1899 wurde folgendes erhoben:

Pat. ist eine kleine Person von ältlichem Aussehen. Pupillen sind mittelweit, R/L entschieden abgeschwächt. Zunge wird gerade hervorgestreckt, weist weder Bisse noch Narben auf. Beim Nachsprechen von Paradigmen läßt sie trotz oftmaliger Wiederholung stets die eine oder die andere Silbe aus.

Kniephänomene und Achillessehnenreflexe sind beiderseits gesteigert. Andeutung von Patellarklonus.

Pat. schrie und jammerte bei ihrer Aufnahme, wurde erst beim Besuch des Arztes ruhiger, erzählte sogleich, sie hätte vom Arzte draußen Mittel bekommen, welche etwas Unrechtes, welche Gift enthielten. Warum das geschehen, wüßte sie nicht. Sie stellte in Abrede, auch ihre Angehörigen beschuldigt zu haben, daß diese mit dem Arzt im Bunde gegen sie wären. Kaum hatte man Pat., welche anfänglich isoliert war, verlassen, so fing sie wieder an zu schreien, um, sobald man abermals nach ihr sah, zufrieden zu lächeln. Sie sagte, sie hätte aus Schmerz geschrien, den ihr die Schläge des Perkussionshammers in den Beinen verursacht hätten. Jetzt sei der Schmerz vorüber. Nach einigen Minuten setzte Pat. jedoch ihr Schreien fort.

Auch nachdem Pat. in einen Saal verlegt worden war, klagte und jammerte sie weiter, rief, sie würde verbrannt, stellte sich am Ofen auf, sagte, man wollte ein Stück davon abreißen und sie in das Feuer werfen. Andere Male jammerte sie fortwährend, sie müßte sterben, sie würde nicht beerdigt. Nach dem Grunde ihrer Befürchtung befragt, antwortete sie entweder, sie wüßte nicht, warum sie verbrannt werden sollte, oder sie sagte, sie fühle das, ihre Füße und ihr Rücken wären schon ganz kalt, sie könnte den Kopf nicht mehr bewegen.

Nachdem sie sich einige Tage ruhig verhalten hatte, trat plötzlich ein schwerer ängstlicher Erregungszustand auf. Pat. wurde sehr ängstlich, schlug sich mit der Faust heftig gegen Augen und Stirne, wälzte sich am Boden, schlug den Kopf gegen die Wand, schrie, sie wolle sich umbringen, bevor sie verbrannt werde. Sie versuchte wiederholt, sich zu verletzen und sich unter der Bettdecke zu erdrosseln.

Nach der Überführung in eine andere Anstalt hielt die ängstliche Erregung noch einige Zeit an.

Sie bat beständig weinend und klagend um Hilfe; sie wolle nicht in den Feuerofen, nicht in den Starnbergersee geworfen werden. Für ihre Befürchtungen vermochte sie keinen Grund anzugeben. Nach etwa 14 Tagen wurde sie ruhig. Sie sprach wenig, zeigte keine Teilnahme für die Vorgänge in ihrer Umgebung, war leicht deprimierter Stimmung.

Ihre Personalien konnte sie bis auf das Alter angeben; das Alter sei schon „irgendwo" aufgeschrieben, sie wisse es nicht.

Schreiben könne sie nicht mehr, sie habe es verlernt; in Rechenexempeln war sie sehr schwach; fing bei der Exploration immer wieder ängstlich zu weinen an.

Eine körperliche Untersuchung am 21. X. 1899 ergab völlige Lichtstarre der Pupillen; artikulatorische Sprachstörung soll öfters hervorgetreten sein.

Die Diagnose wurde auf progressive Paralyse gestellt.

Nach einigen Monaten wurde sie nach Hause genommen, und erst im Jahre 1903 wurde sie wieder wegen eines Erregungszustandes interniert.

Damals wurde festgestellt, daß die Lichtreaktion der Pupillen fast aufgehoben war. Die Sprache erschien nicht gestört.

Pat. zeigte ein teilnahmsloses Verhalten, war in leicht gedrückter Stimmung. klagte über Kopfschmerzen. Über die Ursache bzw. die näheren Umstände ihrer Verbringung ins Krankenhaus vermochte Pat. gar nichts anzugeben, zeigte auch im allgemeinen große Gedächtnisschwäche, konnte z. B. das gegenwärtige Monat auch nicht annähernd angeben, nannte als jetzigen Jahrgang 1892, erinnerte sich nicht. daß sie bereits einmal auf der Abteilung in Behandlung war.

Bei einer Aufnahme im Jahre 1904 machte Pat. einen sehr dementen Eindruck: sie saß den ganzen Tag herum, kümmerte sich nicht um das, was um sie vorging. Ihre Stimmung war meist eine gedrückt ängstliche. Auf Fragen gab sie nur sehr langsam Antwort. Längere Worte vermochte sie nicht nachzusprechen. Beim Schreiben ließ sie Buchstaben aus.

Zeitlich war sie vollkommen unorientiert. Das laufende Jahr vermochte sie auch nicht annähernd richtig anzugeben, ebensowenig ihr Alter. Über die Dauer ihres Aufenthaltes war sie nicht orientiert. Kleine Rechenexempel vermochte sie nicht zu lösen. Fragen aus der Geographie und Geschichte beantwortete sie meist mit: „Ich weiß nicht, ich bitt' schön.''

Ein Jahr lang, bis Ende 1905, blieb sie in der Anstalt. Im allgemeinen war sie ruhig, beschäftigte sich mit Handarbeiten, machte einen gleichgültigen, stumpfen Eindruck. Die meisten Fragen, die man an sie richtete, beantwortete sie mit: „Ich weiß nicht.'' Zuweilen wurde sie ängstlich und äußerte die alten Verfolgungsideen.

Sie wurde danach während 6½ Jahren bei ihren Angehörigen verpflegt. bis ein stärkerer Erregungszustand Anlaß zu ihrer Aufnahme in die Klinik führte.

In die Klinik aufgenommen am 8. VI. 1912.

Körperlicher Status: Blasse, kleine Frau in reduziertem Ernährungszustand. Das Gesicht ist durch ausgedehnte luetische Affektionen entstellt. Die ganze Stirne, die linke Schläfenseite, der Scheitel zeigen zum Teil vernarbte Stellen, zum Teil noch frische Ulzerationen; der äußere linke Lidwinkel ist durch Narbenzug erweitert und nach oben verlagert. Sehr ausgesprochenes Ektropion mit Entzündungserscheinungen; linkerseits besteht Irisprolaps. Die Kornea ist vorgebuchtet, getrübt, geschwürig durchsetzt. Verlust der Uvula und des weichen Gaumens. Offene Kommunikation der Mundhöhle mit der Nasenhöhle. Narbenzüge im Rachen.

Die gesunde rechte Pupille reagiert auf Licht nur spurweise. auf Konvergenz etwas besser. Keine Augenmuskellähmungen.

Reflexe: Patellarsehnenreflex links gleich rechts, gesteigert.

Achillessehnenreflex links gleich rechts.

Babinski links plus (eindeutig und regelmäßig auszulösen). Fußklonus negativ, Patellarklonus negativ.

Sprache durch die Gaumendefekte beeinflußt, aber nicht artikulatorisch gestört.

Wassermannsche Reaktion im Blut positiv, im Liquor negativ bei geringer, positiv bei höherer Konzentration. Zellvermehrung (17 Zellen im Kubikmillimeter.)

Psychisches Verhalten: Die Kranke bietet ein ganz einförmiges Bild. Sich selbst überlassen liegt sie ruhig ohne alle Spontaneität im Bett, ist völlig indolent, scheint sich um nichts, was um sie her vorgeht, zu kümmern. Beschäftigt man sich mit ihr, so wird sie ängstlich, faltet die Hände, streichelt hilfesuchend den Arzt und fragt: „Ich bitte, Herr Doktor, was wird mir geschehen?'' Auf alle Fragen die man an sie richtet, sagt sie zunächst regelmäßig: „Ich weiß nicht.'' Insistiert man etwas, so erfolgt hier und da eine zutreffende Antwort. Daraus, daß sie den Arzt mit „Herr Doktor'' anredet, ist zu entnehmen, daß sie die Situation versteht. Frägt man sie aber: Wo sind Sie hier? so antwortet sie trotzdem: „Ich weiß nicht.'' Ein weitere Unterhaltung über dieses Thema nahm folgenden Verlauf: „Sind Sie hier in einem Krankenhaus?" „Nein." „Sind Sie hier zu Hause?" „Nein." „In einem Theater?" „Nein." „Wie lange hier?" „Ich weiß nicht." „Ungefähr?" „8 Tage." (Zutreffend.) „Wo geboren?" „Ich weiß nicht." Beim Insistieren „In Prag." (Zutreffend). „Wann geboren?" „Ich weiß nicht." „Wie alt?" „Ich weiß nicht." Nach eindringlichen Fragen: „54 Jahre." (Zutreffend). Fragen betr. Vergangenheit, Familienverhältnisse, Schulkenntnisse werden mit dem stereotypen „Ich weiß nicht" abgetan. Macht man ihr Vorstellungen darüber, daß sie nicht Auskunft gibt, so sagt sie: „Ich kann doch nicht sprechen, wenn ich so Kopfweh habe," um im nächsten Augenblick wieder zu bestreiten, daß sie Kopfweh hat.

Fragt man sie nach ihren Verfolgungsideen, so weint sie oberflächlich und sagt, sie wisse nichts davon. Im Laufe der Exploration wird sie von Minute zu Minute ängstlicher und drängt schließlich aus dem Bett. Auf die Frage, ob sie Angst hat, antwortet sie: „Keine Angst."

Schließlich läßt sich doch so viel feststellen, daß sie ungefähr über Ort und Zeit orientiert ist und weiß, wo sie zuvor war.

Die Auffassung ist gut. Alle Aufforderungen werden auffallend prompt und richtig ausgeführt. Körperlich widerstrebt die Kranke nicht. Manieren, Absonderlichkeiten, stereotype Haltungen oder Bewegungen liegen nicht vor.

Angstzustände höheren Grades traten während des 3 wöchigen Aufenthaltes der Pat. in der Klinik nicht auf. Pat. lag die ganze Zeit über indolent da. Über Halluzinationen und Verfolgungsideen ließ sich nichts ermitteln. Krampfanfälle wurden nicht beobachtet.

Zusammenfassung.

Bei einer von Geburt an imbezillen Person entwickelte sich eine mit Wahnbildung einhergehende Psychose, die im Laufe der Jahre zu tiefer Verblödung führte. Bei der Aufnahme in unsere Klinik dauerte die Erkrankung bereits 13 Jahre.

Zu Beginn der Erkrankung traten Verfolgungsideen auf, die Kranke fürchtete, vergiftet, im Ofen verbrannt, den Pferden zum Fressen vorgeworfen zu werden. Diese Vorstellungen lösten überaus heftige Angstzustände aus, in denen die Kranke wiederholt Selbstmordversuche machte. Die Angstzustände, die während der ganzen Dauer der Erkrankung von Zeit zu Zeit sich einstellten, hatten ausgesprochenen anfallartigen Charakter. In den Zwischenzeiten war die Kranke stumpf, saß herum, ohne sich um die Umgebung zu kümmern. Von einer kombinierten Wahnbildung oder nur von Versuchen, die Wahnbildungen irgendwie zu verarbeiten, war von Beginn an keine Rede. Schon bei der ersten ärztlichen Beobachtung im Jahre 1899, trat ein einsilbiges, wortkarges, wenig zugängliches Verhalten hervor, und die Kranke erschien schon damals geistig sehr geschwächt. Die Diagnose wurde zu dieser Zeit auf Paralyse gestellt, nachdem geringe Lichtreaktion der Pupillen, artikulatorische Sprachstörung, Steigerung der P. S. R. konstatiert worden war.

Während die Kranke in den ersten Jahren in ihren ruhigen Zeiten sich noch etwas beschäftigte, wurde sie später völlig indolent und untätig. Ein leichter ängstlicher Affekt scheint immerwährend bestanden zu haben, der in kürzeren oder längeren Intervallen unter Wiederkehr einförmiger Verfolgungsideen zu schwersten Angstparoxysmen führte. Sinnestäuschungen scheinen zu keiner Zeit aufgetreten zu sein, doch ist es nicht ausgeschlossen, daß sie sich infolge der stets gering gewesenen Neigung der Kranken, sich mitzuteilen, nur der Feststellung entzogen haben.

Außer dem ablehnenden, offenbar durch ängstliche Vorstellungen bedingten Verhalten der Kranken wurden eindeutige Willensstörungen nicht beobachtet. Negativistisch erschien die Kranke trotz ihrer geringen Zugänglichkeit nicht, denn sie befolgte Aufforderungen stets prompt.

Die Verblödung schritt allmählich fort, bis nunmehr ein Grad erreicht ist, in dem die Kranke nur über wenige Vorstellungen mehr zu verfügen scheint. Krampfanfälle wurden schon seit längerer Zeit beobachtet; sie nahmen aber in den letzten Jahren an Häufigkeit zu.

Die Luesanamnese versagte, jedoch ist die Infektion durch sehr schwere spezifische Manifestationen, geschwürigen Zerfall großer Hautpartien, des Gaumens und eines Auges außer Zweifel gestellt. Anscheinend sind diese Erscheinungen jüngeren Datums, denn bis zum Jahre 1905, der Zeit der letzten Anstaltsbehandlung wurde in den Journalen noch nichts darüber vermerkt.

Neurologisch fand sich fast völlige Lichtstarre der einen erhaltenen Pupille, Steigerung der P. S. R. und einseitiger Babinskischer Reflex. Von einer artikulatorischen Sprachstörung, die vor Jahren bestanden haben soll, ist nichts mehr zu bemerken.

Die W.-R. war im Blut und bei höherer Konzentration auch im Liquor positiv, ferner bestand Hyperlymphozytose im Liquor.

Epikrise.

Es unterliegt wohl keinem Zweifel, daß die vor 13 Jahren hauptsächlich auf die Pupillenstörung hin gestellte Diagnose Paralyse irrig war. Wenn man auch die lange Dauer der Erkrankung nicht als ausschlaggebend ansehen wollte, so spricht schon allein das durchaus nicht paralytische psychische Verhalten mit seinen anfallsweise auftretenden, von Verfolgungsideen begleiteten schweren Angstzuständen entschieden gegen diese Annahme. Auch die ausgedehnten tertiär luetischen Erscheinungen, die 13 Jahre nach Beginn der Erkrankung noch im Gange sind, lassen sich kaum mit der Paralyse-Diagnose vereinigen. Dazu kommt das Fehlen paralytischer Sprachstörung und die negative W.-R. im Liquor bei geringer Konzentration.

Ebenso unwahrscheinlich ist eine katatone Verblödung. Weder auf der Höhe der Erregungszustände, noch in den Spätstadien des schweren geistigen Verfalls traten selbständige Willensstörungen hervor. Das schon in den ersten Stadien der Erkrankung beobachtete stumpfe und wenig zugängliche Verhalten, das bei flüchtiger Beobachtung an Dementia praecox hätte denken lassen können, ist nicht im Sinne des Negativismus zu deuten, sondern eher als Reaktionsweise einer von Hause bereits erheblich imbezillen Person auf ängstliche Wahnvorstellungen aufzufassen.

Im übrigen ist ja eine syphilidogene nervöse Erkrankung des Zentralnervensystems außer allem Zweifel. Abgesehen von der bereits erwähnten fast völligen Lichtstarre sei auf die Krampfanfälle und auf den einseitigen Babinskischen Reflex hingewiesen. Hierzu kommt noch der für Lues cerebrospinalis charakteristische Liquorbefund.

Da wir also keine Symptombilder nachweisen können, die irgendwie zwingend die Einordnung in einen uns bekannten andersartigen Krankheitsprozeß verlangen, und eine Lues cerebrospinalis eindeutig besteht, so ist man wohl berechtigt, die gesamten Symptome auf diese Erkrankung zurückzuführen. Zu berücksichtigen ist allerdings, daß der luetische Verblödungsprozeß sich auf eine Imbezillität aufgepfropft hat. Möglicherweise erklärt sich hieraus die Einförmigkeit und Dürftigkeit der psychischen Ausgestaltung des Krankheitsbildes.

Beobachtung X.

Sch., Maria, Masseuse, 22 Jahre alt; aufgenommen in die Klinik 5. II. 1909.

Vorgeschichte:

Pat. ist ein außereheliches Kind. In den beteiligten Familien sollen keine Geisteskrankheiten vorgekommen sein. Der illegitime Vater sei gesund, trinke aber. . Die Mutter sei etwas nervös. Zwei Schwestern der Pat. sind angeblich gesund.

Pat. hatte seit der Kindheit viel mit Augen- und Nasenleiden zu tun.

Keine Fraisen, keine Anfälle, keine Krämpfe. Immer etwas boshaft und eigensinnig; keine Zeiten auffallender Traurigkeit oder Lustigkeit. In der Schule gut gelernt, nie sitzen geblieben.

Nach der Schule als Kindermädchen in Stellung, dann in Wörishofen als Bademeisterin und Masseuse. Februar 1908 bekam Pat. Ohrenentzündung, auch starken Augenkatarrh, war deshalb 9 Monate im St. Josefspital in Beuel bei Bonn am Rhein. Kam psychisch sehr verändert nach Hause, glaubte, sie würde vergiftet; wollte nichts mehr essen. Betete und schimpfte durcheinander; beschuldigte andere, daß sie sie krank machen. Sagte, sie hätte die Ohrensprache; behauptete, die Mutter hätte ihr Geld aus einer Goldgrube; das müsse Pat. jetzt büßen. War schlaflos, traurig und weinte über ihr Schicksal, äußerte jedoch keine Selbstvorwürfe. Sprach oft verwirrt. Keine eigentlichen Erregungszustände; war nur sehr eigensinnig; tat nicht, was man ihr sagte. Seit 3 Tagen hielt sie Stuhl und Urin zurück.

Beobachtung in der Klinik.

Körperlicher Befund: Guter Ernährungszustand bei leichter Anämie. Ozäna. Linksseitiger Klumpfuß (Pes varo equinus). Nasenrücken eingedrückt, Sattelnase. Hutchinsonsche Zähne. An beiden Corneae Reste von interstitieller Keratitis.

Pupillen sind gleichgroß und reagieren prompt auf Licht und Konvergenz. Korneal- und Konjunktivalreflexe vorhanden.

Patellarsehnenreflex links außerordentlich schwer auszulösen, rechts sehr gesteigert. Bedeutende Differenz zwischen links und rechts.

Achillessehnenreflex links nicht auslösbar, rechts lebhaft. Kein Fußklonus. Kein Babinski. Kein Romberg. Sensibilität und Motilität am ganzen Körper intakt.

Sprache und Schrift ohne Störung.

Hochgradige Schwerhörigkeit.

Spezialistische Ohrenuntersuchung (Prof. Wanner). Trommelfell beiderseits normal. Flüstersprache beiderseits. Konversationssprache r. = 0, l. = 10 cm. a' r. per Luft nicht gehört, a' vom Scheitel nicht gehört. Rmet r. = — d l.

Diagnose: Erkrankung des inneren Ohres, r. Taubheit für Sprache.

Wassermannsche Reaktion im Blut positiv, im Liquor negativ (nicht ausgewertet). Zellen im Liquor kaum vermehrt. (5 im Kubikmillimeter.)

Psychischer Befund: Pat. benimmt sich völlig geordnet, grüßt freundlich und ist bei der Unterhaltung entgegenkommend. Wegen der Schwerhörigkeit ist es außerordentlich schwierig, sich mit ihr ins Benehmen zu setzen.

Pat. gibt Namen, Alter, Geburtsdatum richtig an und fügt hinzu, sie glaube, das Geburtsdatum sei gefälscht, sie sei gestohlen worden. Sie weiß, daß sie in einer Klinik ist. Pat. gibt Wochentag falsch an. Bei der Frage nach dem Datum sagt sie, sie habe keinen Kalender. Den Monat gibt sie richtig, als Jahr 1908 an.

Bei der Ausfüllung eines Fragebogens ergibt sich, daß die Schulkenntnisse recht gute sind. Auch die Begriffsbildung entspricht ihrem Bildungsniveau.

In der Schule habe sie gut gelernt, nachher sei sie Kindermädchen, später Masseuse gewesen.

Am 5. November 1907 begann die Ohrensprache. Die „Ohrensprache" bestand aus 3 Stimmen, aus der ihrer Mutter, ihrer Schwester Else und ihres Vaters (Stiefvaters). Begonnen habe es mit den Worten: „Mäh, mäh, Du kommst in die Hölle, ewige Finsternis, ewige Verdammnis," während die Stimme des Vaters sagte: „Du spinnst a bissel". Wegen dieser Ohrensprache kam sie nach Beuel bei Bonn, dort wollten ihr die Ärzte die Ohrensprache nehmen. Auf die Frage, woher diese Sprache komme, sagte sie, daß die Mutter und die Else das täten. „Die Else war bis dahin immer meine Schwester." Diese beiden könnten auch zu jeder Zeit machen, daß sie nicht zu sprechen vermöge. Wie das geschehe, verstände sie selbst nicht. Sie täten das durch einen Ringwunsch, einen Teufelswunsch. Auch elektrisiert sei sie worden durch eine unterirdische Leitung, die ihr durch den Kopf und durch die Ohren gehe; ebenso sei ihr Gift ins Essen geschüttet, das habe sie an einem Brennen nach dem Essen gemerkt. Die Elsa habe Gift sogar nach Beuel geschickt und auch ein rotes Buch, in dem war ein Roman: Das Tal des Friedens; darin habe gestanden, daß es Krieg gebe, auch von der Ohrensprache stand etwas darin und von Ehrabschneiden. — Zwischendurch spricht sie dann ganz wirres, unverständliches Zeug. Auch die Zeit und Örtlichkeit, an die die einzelnen Wahnideen gebunden sind, ist nicht gut festzustellen. Auf Fragen ist keine genaue Auskunft zu erzielen, sie weicht immer auf ihre Wahnideen ab und bringt auf diese Weise vernünftiges und unsinniges Zeug durcheinander.

Während der Unterhaltung beginnt Pat. plötzlich zu weinen, weil sie nicht mehr gesund sei: sie sei bald klein, bald groß. In der Nacht sei der Kopf größer. Das habe sie zuerst in Kainzenbad gemerkt, wo das Bett schuld daran gewesen sei. Dort sei auch nach dem Essen die Nase verändert gewesen, sie sei dann eingedrückt erschienen (Pat. hat Sattelnase).

In Perlach, wohin sie nach dem Anstaltsaufenthalte zu ihren Eltern zurückkehrte, sei dann das Haus auf einer Seite gesunken; sie sah dort auch Berge und Schiffe, während die Ohrensprache dort verschwunden sei. Die sei jetzt seit 8 Tagen fort, und seitdem höre sie nur noch ein Läuten von Glocken.

Als ihr darauf vorgehalten wird, daß sie doch lauter Unsinn spreche, und daß ihre Angaben doch verrücktes Zeug wären, erklärt sie, es sei ein Fluch. Daß es ihr im Kopf fehlt, glaubt sie nicht. Auf die Frage, warum die Menschen das mit ihr täten, gibt sie an, sie wollten sie ins Unglück stürzen.

Die Stimmung ist indifferent. Während der Unterhaltung beginnt Pat. bisweilen etwas zu weinen, hört jedoch sogleich wieder auf, wenn man sie weiter ausfragt. Das Weinen scheint nicht einem tiefer gehenden Affekte zu entspringen.

Keine kataleptischen oder negativistischen Symptome.

8. II. Pat. gibt heute an, daß sie die „Ohrensprache" meist auf dem rechten, sehr selten auf dem linken Ohre höre. Es seien Stimmen von Verwandten und von Herrschaften. — Der Affekt ist heute stärker. Pat. weint wiederholt bitterlich, wenn man sie von ihren Erlebnissen erzählen läßt, und ist nur schwer zu beruhigen.

Der Patellarsehnenreflex ist heute links nicht auszulösen.

11. II. Pat. ist in den letzten Tagen bedeutend unruhiger und ängstlicher geworden, sie will unbedingt fort, hier vergifte man sie, hänge ihr die Schwindsucht auf. Sie ißt fast gar nichts infolge ihrer Vergiftungsideen, weint in einem fort. Auf Befragen ist sie wenig zugänglich; murmelt ein paar unverständliche Ausdrücke vor sich hin. Zuweilen hört man Worte, wie: „Vergiften, Sterben." Pat. hat in den letzten Tagen bedeutend abgenommen, so daß sie heute abend künstlich gefüttert werden mußte. — Darauf starke ängstliche Erregung und Würgen, um das „eingegossene Gift", wie sie sich ausdrückt, wieder herauszupressen.

15. II. Pat. jammert fast beständig, verweigert die Nahrung, aß gestern nur 2 Mandarinen. Hier und da unrein.

13. II. Beginn der Schmierkur.

Auswaschen des Mundes nur sehr schwer möglich, da Pat. mit aller Gewalt widerstrebt. Pat. gibt an, sie höre immer ein Grammophon.

20. II. Seit einem Tag nimmt Pat. allein Nahrung; sie jammert nicht mehr soviel, ist aber noch ängstlich.

22. II. Pat. hält an den Vergiftungsideen noch fest. Gehörshalluzinationen scheint sie zurzeit nicht zu haben.

Pat. wurde am 25. II. 1909 nach Eglfing überführt, wo sie sich auch jetzt noch — nach 4 Jahren — befindet.

Aus der Krankengeschichte von Eglfing ist zu entnehmen, daß die Kranke in der ersten Zeit nach ihrer Einlieferung viel weinte und die Nahrung verweigerte. Später beruhigte sie sich und war im Laufe der Jahre meist ruhig, fleißig, brauchbar zu beschäftigen.

Zeitweise war sie verstimmt, weinte, gab den Grund nicht an. Außerdem traten Zustände starker Gereiztheit auf, in denen die Kranke zuweilen aggressiv wurde.

Die akustischen Halluzinationen „Ohrensprache" dauerten fort.

Bei einer persönlichen Nachuntersuchung im November 1912 war die Verständigung äußerst schwierig, da Pat. inzwischen völlig taub geworden ist. Ich hatte den Eindruck, daß sie erheblich schwachsinniger geworden war. Sie erzählte lachend, am Kopf sei alles „durchgedrückt und fort", der Herzschlag fehle. Sie habe 90 000 Mark; man habe sie hier eingesperrt, um ihr „ihr Sach" zu Hause zu nehmen. Sie erinnerte sich, daß sie in der Klinik war. Das laufende Jahr bezeichnete sie als 1911 anstatt 1912. Ihr Alter gab sie richtig an. Örtlich war sie nicht orientiert, d. h. sie schien mehr in wahnhafter Weise die Situation zu erkennen: „Überall steht Eglfing, es ist aber nicht das richtige, vielleicht ist es das Marienheim."

In ihrem Wesen war sie zutraulich und freundlich; katatone Bewegungs- oder Haltungsanomalien fehlten völlig.

Die Sprache war etwas verwaschen (Taubheit!). Schrift ohne Störung.

Die im Jahre 1909 einwandfrei gewesene Pupillenreaktion zeigte nunmehr eine erhebliche Abschwächung bei Lichteinfall, während die Konvergenzreaktion gut erhalten war.

Das Verhalten der Patellarsehnenreflexe war unverändert, links minimal- rechts sehr gesteigert.

Da die mündliche Exploration so gut wie unmöglich war, ließ ich die Kranke einen Fragebogen ausfüllen.

Ein Vergleich mit dem Fragebogen aus dem Jahre 1909 zeigte, daß eine intellektuelle Abnahme kaum in nennenswertem Grade eingetreten war. Sie rechnete noch sehr gut, leistete auch Zinsberechnungen und einfache Regeldetriaufgaben.

Sie schien offenbar infolge ihrer Taubheit schwachsinniger, als sie in Wirklichkeit war.

Zusammenfassung.

Ein mit kongenitaler Lues (Hutchinsonsche Zähne, Sattelnase, Keratitis interstitialis) behaftetes Mädchen bot in seiner Kindheit keine auffälligen psychischen Symptome. In der Schule lernte es gut, wurde dann Kindermädchen und später Bademeisterin und Masseuse. Mit 21 Jahren stellte sich eine Erkrankung des inneren Ohres ein, die zu fast völliger Taubheit in kurzer Zeit führte, und gleichzeitig entwickelte sich eine Psychose.

Die hervorstechenden Symptome bestanden zunächst in Gehörstäuschungen und Verfolgungsideen. Sie hörte die „Ohrensprache", wie wenn ein Grammophon im Ohr wäre, die Stimmen hatten meist einen drohenden Inhalt. Sie fürchtete, vergiftet zu werden, fühlte sich elektrisiert durch eine unterirdische Leitung, die durch den Kopf und die Ohren ginge, sei durch einen Teufelswunsch verhext. Ferner wurden phantastische Wahnideen bezüglich Veränderung äußerer Objekte (das Haus sei auf einer Seite gesunken) und bezüglich Veränderungen am eigenen Körper (Wechseln der Größe ihres Kopfes, Veränderungen an der Nase) geäußert. Die Motivierung blieb auf einzelne dürftige und nicht unter sich zusammenhängende Versuche beschränkt.

Die Kranke war zuweilen ängstlich ablehnend, meist aber freundlich und zugänglich. Das Verhalten war natürlich, Willensstörungen waren auch nicht andeutungsweise vorhanden.

Die affektive Anteilnahme war ziemlich oberflächlich; kurzdauernde weinerliche Zustände und einzelne ängstlich erregte Phasen unterbrachen die im ganzen recht indifferente Stimmung.

Die Orientierung war erhalten; das Bewußtsein erschien nicht getrübt.

Intellektuell war ein gewisser Schwächezustand unverkennbar, er hielt sich aber in mäßigen Grenzen.

Neurologisch fand sich starke Abschwächung des linken P. S. R. und Fehlen des linken A. S. R. Die Pupillen reagierten anfänglich gut.

W.-R. im Liquor negativ (nicht ausgewertet).

W.-R. im Serum positiv. Keine Zellvermehrung.

Die weitere Beobachtung dauert jetzt fast 4 Jahre.

Die Kranke ist inzwischen nicht wesentlich schwachsinniger geworden; sie verhält sich meist ruhig und arbeitet; zuweilen erscheint sie verstimmt und neigt zu heftigen Ausbrüchen von Gereiztheit. Die Wahnideen und Gehörstäuschungen bestehen in gleicher Weise fort. Gelegentlich werden auch einzelne Größenideen geäußert. Das Verhalten ist auch jetzt noch natürlich, frei von jeglichen Verschrobenheiten.

Auf körperlichem Gebiet hat sich eine Herabsetzung der Lichtreaktion der Pupillen entwickelt; die Sprache zeigt keine artikulatorische Störung.

Epikrise.

Die Beurteilung des Falles ist dadurch kompliziert, daß er in das noch so wenig erforschte Gebiet der Psychosen bei Schwerhörigen hineinspielt. Es erübrigt sich jedoch, im Hinblick auf die Schwere und Progression der Erkrankung die Möglichkeit einer psychogenen Entstehungsweise des Leidens im Sinne der von Kraepelin beschriebenen Formen paranoider Zustände zu diskutieren; auch die übrigens hier kaum zu treffende Entscheidung, ob die Gehörstäuschungen in Beziehung zu der Erkrankung der Ohren zu bringen sind, ist von geringer Bedeutung, da die Phoneme ja nur eine untergeordnete Teilerscheinung des Krankheitsbildes ausmachen.

Zu Beginn des Leidens hätte man wohl an Dementia praecox denken können, aber da die weitere Entwicklung eine Demenz gebracht hatte, der alle Eigentümlichkeiten der katatonen Verblödung fehlen, ist eine solche Annahme nicht mehr gerechtfertigt.

Wir haben einen progressiven Prozeß vor uns, der zweifellos als organisch im engeren Sinne anzusehen ist. Und da so vieles für eine luetische Ätiologie (positive W.-R. im Blut, halbseitige Sehnenreflexherabsetzung, Entwicklung einer Lichtreflexstörung während der Psychose) und so gar nichts für eine andersartige organische Hirnerkrankung spricht, kann man einen syphilidogenen

Prozeß für sicher halten. Man hat sich zu entscheiden zwischen Lues cerebri und Paralyse.

Es ist nicht zu verkennen, daß wenig für die letztere Möglichkeit spricht. Der Verlauf ist ja progredient, aber doch nicht in einem Grade, wie wir es bei der Paralyse gewöhnlich zu sehen gewöhnt sind. Der Beginn der Erkrankung datiert nahezu fünf Jahre zurück, und trotz des Schwachsinns kann man nicht von einem typischen paralytischen Verfall der geistigen Persönlichkeit sprechen. Die Kranke ist noch brauchbar zu beschäftigen und hält sich rein. Auch Sprachstörung hat sich nicht entwickelt. Weiterhin wäre es für Paralyse recht ungewöhnlich, daß die Wahnbildungen so einförmig sind, zähe durch Jahre hindurch festgehalten werden, ganz zu schweigen von den Phonemen, deren Massenhaftigkeit und Stabilität ja an und für sich eine Paralyse unwahrscheinlich macht. Berücksichtigen wir ferner den gegen Paralyse sprechenden Liquorbefund, das Fehlen der W.-R. und der Lymphozytose, so können wir eine Paralyse mit der Sicherheit, die überhaupt eine klinische Diagnostik auf diesem Gebiet gibt, ausschließen. Damit scheinen aber die letzten Einwände gegen die Annahme einer luetischen Hirnerkrankung beseitigt, da, wie oben angeführt, für eine organische Erkrankung von nicht luetischer Ätiologie sich gar kein Anhaltspunkt finden läßt.

Überblick über die chronischen Formen.

Es liegt mir fern, auf Grund der Beobachtung von 5 Fällen etwa ein Krankheitsbild der chronischen syphilitischen Halluzinose konstruieren zu wollen. Die Gründe, die dies verbieten, sind wohl ohne weiteres einleuchtend. Zunächst ist die Zahl der Beobachtungen viel zu klein. Es könnte sehr wohl sein, daß Formen existieren, die bezüglich des Vorkommens oder Fehlens von Krankheitserscheinungen mit den von uns angeführten Fällen sehr wenig Gemeinschaft haben. Weiterhin zeigen einige unserer wenigen Fälle selbst Komplikationen, welche geeignet sind, Symptombilder zu erzeugen, die den Erscheinungen des syphilitischen Prozesses fremd sein oder charakteristische Störungen verdecken können. So haben wir es in Fall 9 mit einer Psychose zu tun, die sich auf einen erheblichen angeborenen Schwachsinn aufpfropfte, und in Fall 10 ist durch den eingetretenen Gehörsverlust ein recht schwer zu beurteilendes psychisches Bild zustande gekommen. Somit können nur Fall 6, 7, und 8 als reinere Formen angesehen und einer vergleichenden Beobachtung ohne größere Bedenken unterzogen werden.

Ich muß mich daher, um den Dingen keine Gewalt anzutun, darauf beschränken, darauf hinzuweisen, welche Symptome bzw. Symptomkomplexe bei unseren Kranken überhaupt vorkamen, welche mehreren oder allen Fällen gemeinsam waren, und auf der anderen Seite, was an häufigen und wesentlichen Erscheinungen äußerlich ähnlicher Krankheitsformen hier vermißt wurde.

Zuerst sei auf die körperlichen Veränderungen hingewiesen:

Syphilitische Hautmanifestationen zeigten zwei Kranke. Bei einem Fall mit kongenitaler Lues war die Hutchinsonsche Trias entwickelt. Pupillenstörungen lagen mit Ausnahme von Fall 6 bei allen Kranken vor. Bei zwei Fällen bestand absolute Starre, bei zwei Fällen Herabsetzung bzw. fast völliges Fehlen der Lichtreaktion. Bei den Kranken mit absoluter Starre war das Symptom schon bei Beginn der Psychose entwickelt, während die isolierten

Störungen der Lichtreaktion bei den beiden andern Kranken erst während der Psychose auftraten oder wenigstens erheblich zunahmen.

Pupillenstörungen scheinen also bei diesen Krankheitsformen ein sehr häufiges Symptom zu sein; daß sie sich bei Fall 6 nicht fanden, erklärt sich vielleicht daraus, daß die Erkrankung hier bereits 4 Jahre nach der Infektion einsetzte, während die Distanz bei den übrigen Fällen mindestens 10 Jahre betrug.

Die Patellarsehnenreflexe waren zweimal different, in beiden Fällen im Sinne der Abschwächung einer Seite. Die Achillessehnenreflexe fehlten einseitig bzw. beiderseits in je einem Falle.

Pathologische Steigerung der Reflexe mit einseitigem Babinskischen Reflex bot eine Kranke. Ataxie fand sich nirgends.

Epileptiforme Anfälle begleiteten in einem Falle durch viele Jahre hindurch die Psychose.

Störungen der Mobilität wurden in keinem Falle beobachtet.

Die Sensibilität erschien überall ungestört, nur in einem Falle wurde über Parästhesien geklagt. Heftige, besonders nächtlicher Weile auftretende Kopfschmerzen traten bei zwei Kranken auf. Eine Kranke litt an Schwindelanfällen.

Es fanden sich also am häufigsten Pupillenstörungen, weiterhin Veränderungen der Sehnenreflexe verschiedener Art, Krampfanfälle in einem Falle sowie subjektive Beschwerden und Sensationen. Es fanden sich keine objektiven Störungen der Sensibilität, keine Ataxien, keine aphasischen, apraktischen, asymbolischen oder sonstigen lokalisierten Ausfallserscheinungen.

Syphilitische Haut- oder Schleimhautprozesse können, wie 2 Fälle dartun, noch während der Psychose sich abspielen.

Über das psychische Verhalten ist zu sagen:

Das Bewußtsein erschien bei allen Kranken ungestört. Auch in den Zeiten stärkerer Erregung war Auffassung, Orientierung und Besonnenheit der Kranken nicht wesentlich beeinträchtigt.

Sinnestäuschungen bildeten ein nahezu regelmäßiges und sehr stark hervortretendes Symptom. Nur in Fall 9, der infolge seines schwachsinnigen und unzugänglichen Verhaltens schwer zu explorieren war und von uns erst in einem sehr späten Stadium der Erkrankung beobachtet wurde, sind sie nicht nachgewiesen worden.

Fast ausschließlich handelte es sich um Gehörstäuschungen, und zwar um echte Halluzinationen. Anknüpfung an äußere Reize ließ sich nur bei Fall 7 ermitteln; dieser Kranke hörte Stimmen aus dem Wasser der Klosettspülung, aus den Geräuschen der Trambahn u. dgl., hatte daneben aber auch zahlreiche von Sinnesreizen unabhängige Trugwahrnehmungen. Die Stimmen wurden teils auf anwesende Personen projiziert, teils abwesenden Bekannten zugeschrieben. Es wurde in direkter Rede zu den Kranken gesprochen, aber auch von mehreren Personen über die Kranken geführte Gespräche wurden halluziniert. Eine Kranke glaubte ein Grammophon zu hören. Nur von einem Kranken (Beob. 7) wurde eine übersinnliche Herkunft der Stimmen angenommen, indem Gott und Teufel als sprechende Personen auftraten; dieser Kranke hörte auch Vögel sprechen. Die Stimmen wurden fast immer als von außen kommend gedeutet, in zwei Fällen nur fanden sich vorübergehende Angaben über Stimmen die im Ohr gehört wurden. Hin und wieder wurden Flüsterstimmen wahrgenommen, gewöhnlich waren es laute und deutliche Stimmen.

Der Inhalt der Stimmen hatte meist stark affektbetonte Beziehung zu dem Halluzinierenden und entsprach den Verfolgungsideen, die überall vorherrschten. Es wurden Vorwürfe gemacht, Beschimpfungen ausgesprochen, Warnungen erteilt, Strafen angedroht, Befehle gegeben. Stereotyp wiederholte einförmige Schimpfworte waren selten. Stimmen erhebenden Inhaltes fehlten völlig. Nur bei einer Kranken (Beob. 8) traten Halluzinationen indifferenter Art ohne erkennbare persönliche Beziehung auf.

Bei 2 Kranken wurde — aber nicht ausschließlich — in Form des Gedankenlautwerdens halluziniert.

Trugwahrnehmungen anderer Sinnesorgane spielten ein ganz untergeordnete Rolle. Ein Kranker sprach im Beginn der Erkrankung von nächtlichen Erscheinungen in Gestalt von Tieren und nackten Frauenzimmern; es blieb aber unsicher, ob es sich um wirkliche Halluzinationen gehandelt hatte, ebenso bei einer anderen Kranken, die einmal eine Gestalt im Zimmer gesehen haben wollte.

Betreffs Geschmackshalluzinationen ist nur eine wenig bestimmte Angabe einer Kranken zu erwähnen, die nach dem Essen ein Brennen im Mund verspürte, als ob Gift darin gewesen sei.

Der Geruchssinn war nirgendwo beteiligt.

Haptische Halluzinationen fehlten im allgemeinen, in einem Falle nur wurde vorübergehend das Gefühl des Elektrisiertwerdens geäußert.

Intestinale und überhaupt an Gemeinempfindungen anschließende pathologische Wahrnehmungen, wie sie bei den Tabespsychosen so häufig zu sein pflegen, wurden nicht gemacht.

Die Wahnbildungen bestanden konform dem Inhalte der Gehörstäuschungen vorwiegend in Verfolgungsideen. Sie schienen überhaupt eine relativ geringe Selbständigkeit zu haben. Ängstliche Beziehungsideen — Deutungen aus dem Verhalten der umgebenden Personen, Heraushören aus Gesprochenem. Herauslesen aus dem Inhalt der Zeitungen und dergleichen — kamen wohl vor, gewannen aber keine größere Bedeutung.

Ebenso wurden nur selten und ganz vorübergehend Versündigungsideen geäußert, soweit es sich nicht um eine halbwiderstrebende Verwertung entsprechender Phoneme handelte. Als Verfolger fungierten meist Personen aus dem Bekannten- und Verwandtenkreise der Kranken. Nur ein Kranker hatte es mit unirdischen Mächten zu tun.

Größenideen traten in zwei Fällen ganz sporadisch und in Verbindung mit Verfolgungsvorstellungen auf.

Versuche zu kombinatorischer Verarbeitung der Wahnvorstellungen fehlten entweder ganz, oder zeigten sich nur in den ersten Zeiten der Erkrankung. Aber auch hier waren die Konstruktionen oberflächlich und flüchtig, und nirgendwo kam es zu wirklicher Systematisierung.

Bemerkenswert ist das Krankheitsgefühl, das mit Ausnahme des einen von Hause aus schwachsinnigen Falles, alle Kranken in mehr oder weniger starker Ausprägung darboten.

Es äußerte sich öfters schon im Beginn in der Furcht, ins Irrenhaus gebracht zu werden. Stimmen sagten: „Einem Närrischen tue ich nichts", „Du spinnst a bißl" und dergleichen. Ein Kranker machte sich selbst auf den Weg in die Anstalt. Eine Kranke hielt ihren Zustand für eine Krankheit, die ihr von fremder Seite vielleicht durch Hypnose beigebracht worden sei. Zweifel an der Realität der Gehörstäuschungen traten wiederholt auf. Zwei Kranke machten eigenartige Versuche, ins klare darüber zu kommen, ob die Stimmen wirkliche oder eingebildete seien. Der eine versprach den Personen, auf die er projizierte, Geld für eine wahrheitsgetreue Auskunft, der andere, ein Amtsrichter, bemühte sich, einen Prozeß herbeizuführen, in dem durch eidliche Äußerungen die Frage entschieden werden sollte.

Bei einigen Kranken kam es zeitweise zu einer wirklichen Einsicht, wenigstens für einen Teil der krankhaften Vorstellungen. Ein Kranker erklärte nur das Gedankenlautwerden für etwas Krankhaftes, während er anderen Phonemen gegenüber unkritisch blieb. Dieser Kranke hatte psychiatrische Bücher gelesen und sich bemüht, bestimmte Vorstellungen über die Art der bei ihm vorliegenden Geisteskrankheit zu gewinnen.

Krankheitsgefühl und Krankheitseinsicht waren erheblichen und oft ganz plötzlichen Schwankungen unterworfen. In den weniger akuten Phasen war das Gefühl des Fremdartigen, Aufgezwungenen der psychotischen Erscheinungen oft recht ausgesprochen, es wurde kritisch zu dem Inhalt der Phoneme Stellung genommen, eine Reihe von Symptomen wurde als krankhaft erkannt, aber innerhalb weniger Stunden konnte das alles wieder in einer ängstlichen Erregung untergehen, um ebenso plötzlich wieder aufzutauchen.

Das Persönlichkeitsbewußtsein wurde im allgemeinen nicht in die Wahnbildung einbezogen, nur die an Taubheit leidende Kranke (Beob. 10) äußerte nihilistisch hypochondrische Vorstellungen über Veränderungen an ihrem Körper. Physikalische Verfolgungsideen spielten keine Rolle.

Auf affektivem Gebiete war die Angst vorherrschend. Sie nahm in den Perioden starken Halluzinierens sehr hohe Grade an, und es kam dann zu Selbstmordversuchen und Bedrohungen der Umgebung, kaum jedoch zu Aggressivität. Ein gleichmäßig über längere Zeit andauernder Angstaffekt war selten, meist handelte es sich um anfallsweises Auftreten mit baldigem Abklingen. In den Zwischenzeiten erschienen die Kranken meist indolent, affektschwach, hin und wieder heiterer, leicht gehobener, auch wohl mürrischer und reizbarer Stimmung. Überall kam es zu einer mehr oder weniger hochgradigen Herabsetzung der affektiven Ansprechbarkeit. In Fall 6 entwickelte sich eine affektive Verstumpfung beträchtlichen Grades in sehr kurzer Zeit.

Erhebliche Störungen des Vorstellungsablaufes stellten sich im allgemeinen nicht ein; der Gedankengang blieb geordnet. Nur die wiederholt schon wegen ihres abweichenden Verhaltens hervorgehobene taube Kranke redete öfters zusammenhanglos. Eine Neigung zu Sprunghaftigkeit und Abschweifen zeigte sich in den Perioden lebhafterer Erregung naturgemäß öfters.

Ein ausgesprochener geistiger Verfall trat wohl nirgends ein. In dem einen Fall, wo es zu einer wirklichen Verblödung kam, lag schon ein beträchtlicher angeborener Schwachsinn vor. Auch bei der tauben Kranken, die infolge ihrer Taubheit bei oberflächlicher Untersuchung schwachsinnig wirkte, zeigte eine genauere Analyse, daß Begriffsbildung, Gedächtnis und Merkfähigkeit nicht wesentlich gelitten hatten. Wohl aber scheint es immer zu einer Verarmung der Vorstellungswelt und zu einer erheblichen Einschränkung der geistigen Regsamkeit zu kommen.

Das Verhalten der Kranken war im allgemeinen zugänglich und höflich. Sie gaben bereitwillig Auskunft, zeigten sogar oft deutlich das Bedürfnis, sich mitzuteilen. In lebhafteren Angstzuständen konnten sie ängstlich widerstrebend, mürrisch, gereizt, auch wohl drohend, aber kaum jemals gewalttätig werden.

Wie Fall 7 zeigt, kann es zu vorübergehenden Stuporzuständen kommen, aber wohl nicht zu solchen von negativistischem Charakter; bei dem von uns beobachteten bestand eine starke affektive Spannung und zureichende psychotische Motivierung für das ablehnende Verhalten. Ein habituell ablehnendes, verschlossenes Wesen zeigte nur Fall 9, jene Kranke, die schon vor Beginn der syphilitischen Gehirnerkrankung schwachsinnig und absonderlich war.

Die Neigung, sich abzusondern, ein menschenscheues, einsiedlerisches Leben zu führen, kann deutlich ausgeprägt sein, ohne aber daß die Kranken, wenn sie mit anderen Menschen in Berührung kommen, unzugänglich erscheinen.

Ausgesprochene katatone Bewegungs- und Haltungsphänomene sind während der Zeiten stärkerer Erregung in keinem Falle hervorgetreten. Das psychomotorische Verhalten schien nie die Abhängigkeit von affektbetonten Vorstellungen zu verlieren. Auch bei mehrjähriger Dauer der Erkrankung stellten sich keine der Schizophrenie verdächtigen Allüren, wie Manieren, Schrullen, Stereotypien ein. Besonders sei hier auf Fall 6 hingewiesen, dessen jahrelanges, einsiedlerisches Leben die Bedingungen für die Akquirierung von Absonderlichkeiten aller Art in ausgezeichneter Weise darbot, ohne daß sich jedoch irgend etwas Derartiges einstellte.

Das Fehlen selbständiger Willensstörungen werden wir also vorläufig als ein wesentliches Merkmal der chronischen syphilitischen Halluzinosen betrachten dürfen.

Es scheinen auch subjektiv empfundene Willensbeeinflussungen, abgesehen von solchen, die durch imperative Stimmen vermittelt werden, oder sich an das Phänomen des Gedankenlautwerdens anschließen, eine sehr geringe Rolle zu spielen.

Der Verlauf der Erkrankung gestaltet sich in ihren wesentlichen Zügen folgendermaßen:

Das Leiden kann ganz plötzlich mit Sinnestäuschungen und starker ängstlicher Erregung einsetzen; häufiger scheint jedoch ein mehrere Wochen dauerndes Vorstadium mit Niedergeschlagenheit, unbestimmten Angstgefühlen, Kleinmütigkeit oder ein solches mit Reizbarkeit und Streitsucht voraufzugehen.

Der weitere Verlauf ist durch seine starken Schwankungen ausgezeichnet. Phasen stürmischer Erregung, in denen lebhafte Angst im Vordergrund steht und die Sinnestäuschungen stark zunehmen, können sich ganz unvermittelt entwickeln und ebenso schnell wieder zurücktreten. Die Phasen können in kurzen Zwischenräumen wechseln, es kann aber auch vorkommen, daß die Kranken sich mehrere Jahre lang ruhig und gleichmäßig verhalten, auf die Gehörstäuschungen, die sie auch dann nicht verlassen, kaum erkennbar reagieren und dann mit einem Male wieder in einen akuten Erregungszustand verfallen. Nur in Fall 8 hatte es mit dem ersten akut eingetretenen Erregungszustand sein Bewenden.

Von einem allmählich fortschreitenden psychischen Verfall kann im allgemeinen nicht gesprochen werden, ebenso wie es nicht den Anschein hat, als ob

das Auftreten oder die Häufung akuter Phasen eine wesentliche Schädigung
nach sich zieht.

Die Gehörstäuschungen und die Wahnbildungen verlieren sich selten
auch nur zeitweise völlig; sie können durch viele Jahre in gleichmäßig üppiger
Weise andauern. Ich habe aber nicht den Eindruck gewonnen, als ob sie allmählich einen unsinnigen und absurden Charakter annehmen. Soweit sie unsinnige und phantastische Züge trugen, war das meist schon in den ersten
Monaten der Erkrankung ausgeprägt.

Die in allen Fällen hervorgetretene gemütliche Abstumpfung und der
Verlust der Initiative sind nicht als das Produkt einer allmählichen Entwicklung
anzusehen; diese Veränderungen vollziehen sich vielmehr auffallend schnell
zu Beginn des Leidens und nehmen später kaum wesentlich zu. Man kann es
sogar erleben, daß die Kranken nach jahrelangem Halluzinieren lebhafter,
regsamer, interessierter und auch wohl einsichtsvoller erscheinen, als sie es
nach dem Abklingen der ersten akuten Störungen gewesen waren.

Ebensowenig wie ein fortschreitender psychischer Verfall stellt sich ein
progressives körperliches Siechtum ein. Das Leiden scheint selbst bei jahr-
zehntelangem Bestehen das Leben nicht zu gefährden.

Über die Einwirkung der antisyphilitischen Behandlung kann man im
Hinblick auf den schwankenden Verlauf, zu dem die Krankheit neigt, schwer ein
Urteil abgeben. In Fall 8 scheint die Hg-Behandlung einen gewissen Erfolg
gehabt zu haben, und in Fall 1 trat eine unverkennbare, von dem Kranken
selbst sogar sehr deutlich empfundene Besserung während einer Salvarsankur
ein. Bei den übrigen Fällen war eine Wirkung des Hg und, soweit Salvarsan
in Anwendung gebracht wurde, auch eine Wirkung dieses Präparates nicht
festzustellen.

Anhang.

Syphilisverdächtige Halluzinosen im Senium.

Ich habe 3 Fälle von senilen Halluzinosen, deren Krankengeschichten
hierunter folgen, in die Form eines Anhanges gebracht, um dadurch anzudeuten,
daß die syphilitische Genese dieser Psychosen mir weniger zwingend erscheint
als die der oben geschilderten Formen. Die Verdachtsmomente sind, wie ich
versuchen werde darzutun, auch hier nicht gering, abgesehen von der Tatsache,
daß die Syphilis an und für sich selbstredend sichergestellt ist.

Es ist jedoch hier eine ganz besondere Vorsicht in bezug auf die ätiologische
Wertung deshalb am Platze, weil wir die Konkurrenz mit physiologischen oder
auch wohl mit über das Physiologische hinausgehenden Rindenveränderungen
im Sinne der senilen und arteriosklerotischen Prozesse in Betracht zu ziehen
haben. Die Vielgestaltigkeit der durch die Altersveränderungen bewirkten
klinischen Bilder ist, wie gerade die Forschungen der jüngsten Zeit — es sei
nur an die Heraushebung der Alzheimerschen Krankheit erinnert — dargetan
haben, noch erheblicher, als man früher anzunehmen geneigt war. Auch ist zu
erwarten, daß es gelingen wird, noch weitere dem Senium zugehörige Krankheitsformen zu ermitteln, welche die typischen Symptomkomplexe nur in sehr
geringem Umfang enthalten. Im Hinblick auf diese Sachlage werden Versuche,
die aus der klinischen Eigenart einzelner Psychosen des Seniums deren Unab-

hängigkeit von senilen Hirnerkrankungen ableiten wollen, auf ernsthafte Bedenken stoßen müssen. Man könnte in der Tat solche Versuche kaum wagen und, wie es hier geschieht, eine syphilitische Ätiologie für wahrscheinlicher erklären, wenn man nicht in den biologischen Untersuchungsmethoden eine Stütze fände.

Allerdings handelt es sich, wie ersichtlich werden dürfte, nicht um eine Vergewaltigung der klinischen Betrachtungsweise durch einzelne biologische Befunde, sondern die Krankheitsbilder selbst rechtfertigen, soweit dies überhaupt als angängig angesehen werden darf, den Verdacht ihrer Sonderstellung. Sie stehen jenen ungewöhnlichen Psychosen nahe, die Kraepelin als senilen Verfolgungswahn bezeichnet hat, unterscheiden sich von ihnen jedoch durch die sehr gering ausgebildeten oder überhaupt fehlenden Anzeichen des senilen Verfalls.

Beobachtung XI.

J., Sabine, 67 Jahre alt. Aufgenommen in die Klinik am 14. X. 1911.

Vorgeschichte:

Nach den wenig zuverlässigen Angaben des senilen Ehemannes, eines alten Potators, ist über erbliche Belastung nichts bekannt. Die Pat. war früher geistig völlig normal.

Vor 5—6 Jahren fand Ref. abends alles zugesperrt. Die Pat. war nicht zu Hause und blieb dann 8 Tage fort. Sie sagte als Grund, die Leute wären so bös mit ihr. Sie habe nicht viel getrunken, dann und wann ein Glas selbstgemachten Schnaps. Jedes Jahr sei sie einige Tage aus demselben Grunde weggelaufen. Niemand wisse etwas davon, daß man mit ihr geschimpft habe. Sie machte bis jetzt die Hausgeschäfte, wie es sich gehöre.

Vor 14 Tagen sei sie von einem Ausgang nicht mehr heimgekommen aus Angst, Ref. schimpfe mit ihr. Der Schlaf war gut.

Vor einigen Tagen habe sie Selbstmordideen geäußert, weil die Leute so bös seien. Sie habe öfters gesagt, Bäcker und Metzger hätten sie geschimpft, weil sie anderorts eingekauft habe. Sie machte jetzt einen Selbstmordversuch, ging ins Wasser.

Beobachtung in der Klinik.

14. X. 1911. Pat. weiß ihr Geburtsdatum, rechnet ihr Alter richtig aus, sagt, sie sei wohl im Krankenhaus, erkundigt sich nach der Schreibmaschine: „Was ist denn das, was tun Sie denn da?"

„Sind Sie krank?" „Ja, spinnen tu ich schon. Die Leute sagen immer, daß ich spinnen tät, weil sie mich nicht mögen."

„Ich bin halt eine alte Frau, da tut mir auch der Finger weh." Sei gestern ins Wasser gegangen. „ich bin halt fort von daheim, weil man mich nicht gut behandelt; der Mann trinkt."

Sie habe mit dem Leben fertig machen wollen, sei schon längere Zeit traurig, habe gar keine Ruhe, weil die Leute so bös seien. „Sie schimpfen immer, sagen ich wäre auch nicht gut mit meinem Mann. Ich tue aber, was ich kann; sie sagen, ich tue alles hinter dem Rücken, wie wenn ich andere hätte, aber es ist nicht wahr."

Sie habe, wenn sie allein sei, keine Ruhe, höre meistens Frauenzimmer, „so im Flüsterton"; gehe ihretwegen nicht spazieren. „Warum soll denn eine alte Frau nicht fortgehen dürfen?" Die schwätzen verschiedenes. „Erst schimpfen sie, dann leugnen sie's wieder; sie bringens gerade so heraus, als wenn ich andere hätte." Pat. ist nicht dazu zu bringen, das Gehörte so herzusagen, wie sie es gehört hat.

Seit 3 Monaten höre sie solche Stimmen, wohne in einem Hungerleiderviertel, hätte überall einkaufen sollen; aber sie brauche doch nicht soviel. Überall, wo sie an Läden vorbeigehe, meine man, sie solle hineingehen. „Immer schimpfen sie und schauen einen an." Ihr Mann gebe ihr per Woche 11 Mk., damit könne sie doch nicht überall Einkäufe machen.

Man habe ihr auch gesagt, sie sei eine böse Frau; sie habe es auf der Straße gehört beim Vorbeigehen. „Wenn ich nur gestorben wär' heute nacht, daß es gar wär mit mir."

Auf der Straße habe man auf sie gezeigt. „In den Straßen, wo viele Geschäfte waren, war es gar arg, da haben sie mir gar keine Ruhe gelassen; wenn ich zu einem Bäcker hineingegangen bin, hat der obere gesagt: „Du hättst bei mir reingehen können, brauchst nicht zu anderen zu gehn". Der Metzger habe gesagt: „Wenn du nicht zu mir kommst, so sage ich es deinem Mann." Dann habe sie sich ob dieses Schimpfens geärgert, sei nicht mehr hineingegangen. Weiter oben in der Lilienstraße habe man auch immer geschimpft. „Jetzt bin ich über 40 Jahre verheiratet und jetzt tut's kein gut nicht, und was machst? Nur die Hetzerei!"

„Du hast's mit anderen, Hure" habe sie gehört. Habe sie die Leute zur Rede gestellt, hätten sie behauptet, sie hätten nichts gesagt.

„Wir schimpfen wieder soviel, daß du vom Manne den Buckel voll Schläge kriegst," habe sie gehört.

Mit dem Schimpfen sei es immer ärger geworden, man habe ihr sogar gesagt, der Mann solle eine andere heiraten und der sei ja auch schon 70 Jahre alt.

„Die bösen Leute sagen gar viel, jetzt, wo sie wissen, daß ich alt bin und Geld habe, lassen sie mir keine Ruhe mehr." Der Mann sei 45 Jahre im Geschäft gewesen, habe sich was erspart, „aber mich hält er immer recht knapp, meint, ich täts verputzen".

„Die bösen Weiber haben es herausgebracht, ich solle nur ins Wasser gehen, dann habe ich gesagt, das tue ich schon noch, um meine Ruhe zu bekommen." Der Mann habe es mit anderen, habe sie gehört; habe sie dann gefragt, so habe man wieder alles geleugnet. Weil sie der Mann doch nicht mehr so möge, wegen dieser Schimpfereien, und um Ruhe zu bekommen, habe sie gestern ins Wasser gehen wollen.

„Ich bin ganz auseinander, mein Kopf tut mir so weh." Sei gestern in der Frühe von Hause weggelaufen, habe noch was zu essen und zu trinken gekauft, sei, trotzdem der Mann es ihr verboten habe, fortgegangen, „wie verrückt umeinandergegangen", überall sei geschimpft worden, sie sei eine böse Frau, sie müsse recht Schläge bekommen, man solle sie rauswerfen „und lauter solche Sachen". Sei dann ins Wasser gegangen. Der Herrgott habe es doch nicht haben wollen. „Ich wäre ja froh gewesen, wenn ich ertrunken wäre, ich bin halt nicht ertrunken, ein Schutzmann hat mich gepackt und rausgezogen. Wenn ich gestorben wäre, wäre es mir lieber gewesen."

„Habe immer wenig getrunken, sehr wenig Schnaps, wenn ich 1 oder 2 Glasel Schnaps getrunken habe, was liegt daran, das hat mich 7 Pfennig gekostet." Sei nie betrunken gewesen.

Pat. ist zugänglich, gibt zusammenhängend und sachgemäß Auskunft über ihre Vergangenheit. Rechnet schlecht. Merkfähigkeit herabgesetzt. Keine Konfabulationen. Zeitlich mangelhaft orientiert. (August 1910.) Weiß, daß sie sich in einem Krankenhaus befindet. Sie sei gerne hier, wolle hier bleiben „bis ich gesund bin, ich bin ja doch sehr leidend, ich bin ja gegen früher ganz mager".

Körperlich: Pat. befindet sich in gutem Ernährungszustande. Die inneren Organe sind nicht krankhaft verändert. Neurologisch findet sich kein pathologischer Befund. Wassermannsche Reaktion im Blut positiv, im Liquor negativ bei geringer, positiv bei höherer Konzentration. Keine Zellvermehrung. Nonne Phase I negativ.

27. I. 11. Liegt ruhig zu Bett. Schimpft öfters auf ihren Mann, äußert Eifersuchtsideen. Ist über das Krankhafte ihrer Ideen nicht zu belehren.

Pat. wurde heute nach kurzer Beobachtung in die zugehörige Irrenanstalt überführt.

Über den weiteren Verlauf sei aus der Anstaltskrankengeschichte folgendes angeführt:

5. XI. 11. Tiefernster, verschlossener Gesichtsausdruck, blasses Aussehen, gibt auf Fragen oft keine, und wenn, dann nur zögernd Antwort; schüttelt resigniert

mit dem Kopf, stößt die Worte mühsam heraus; — es sei alles aus, alles verloren, die Teufel seien stets da, am Fenster und riefen herein, sie komme in die Hölle, werde abgeurteilt, geköpft; wo sie sei, wisse sie nicht, Ref. sei der „Herr Richter" — es werde sich bald alles schon zeigen.

14. XI. Noch gleich. Desorientiert, sehr ängstlich. Sieht Teufel, erwartet immer das Schlimmste — erzählte heute plötzlich, bei Nacht werde Prinz Alphons kommen, der habe sie gern, mit dem sei sie seit langem verheiratet — doch solle man Obacht geben, daß die Teufel nicht durchs Fenster herein können.

17. XI. Immer in derselben leicht benommenen Verfassung. Weniger ängstlich. Halluziniert beständig, sieht kohlrabenschwarze Teufel zum Fenster hereinschauen, hört beschimpfende Wörter, phantasiert von allen möglichen Vorgängen, so Besuchen des Prinzen Alphons und des Prinzregenten, der sie möge und mit dem sie vierspännig spazieren fahre. Läßt sich sehr leicht alles Mögliche suggestieren. Merkfähigkeit zurzeit hochgradig herabgesetzt.

4. XII. 11. Halluziniert beständig, leicht suggestibel; beschäftigt sich.

Februar 1912. Findet sich ganz gut in ihre Umgebung; beschäftigt sich fleißig, ist ganz ruhig, anscheinend völlig orientiert, halluziniert dabei beständig immer in derselben bereits geschilderten Weise, läßt sich alles Mögliche weismachen.

13. VI. 12. Hat in der letzten Zeit fleißig gearbeitet. Über Wahnideen ist zurzeit Näheres nicht herauszubringen. Den Prinzen Alphons habe sie früher oft gesehen. Hier sehe sie ihn nicht mehr. Merkfähigkeit und Gedächtnis sind deutlich herabgesetzt.

24. VII. 12. War gelegentlich ihres silbernen Hochzeitstages vorübergehend auf einige Tage beurlaubt — hat mit ihrem Mann die Zugspitze bestiegen. Äußerte in letzter Zeit Verfolgungswahnideen, die sich auf ihre Umgebung beziehen, arbeitet aber fleißig.

26. VII. 12. Arbeitet nicht mehr, ist ängstlich, erklärt, man wolle sie im Saal nicht mehr dulden, verlangt, nach einer anderen Abteilung zu kommen.

1. XI. 12. Sehr fleißige Näherin; versichert, daß sie traurig sei, weil sie halt gerne hinaus möchte. Ihre Stimmung ist aber gegenwärtig nicht depressiv. Sie gibt an, daß früher überall über sie geschimpft worden sei, jetzt sei das aber nicht der Fall. Hereingekommen sei sie, weil sie habe ins Wasser gehen wollen, sie sei halt auch dumm gewesen.

21. XI. 12. Verhält sich ruhig und geordnet, arbeitet fleißig. Stimmung indifferent. Über Halluzinationen, Wahnideen ist nichts von ihr zu erfahren, sie lächelt dazu, wenn man danach frägt, meint auch wohl, man müsse nicht alles sagen; sie wolle wieder nach Hause. Früher sei allerdings manches vorgekommen.

XII. 12. Neurologisch ist ein krankhafter Befund nicht zu erheben. Auch psychisch bietet die Kranke zurzeit nicht viel Auffallendes. Sie ist orientiert, geordnet, faßt gut auf, Gedächtnis ohne grobe Störung. Merkfähigkeit etwas herabgesetzt. Keine Bewußtseinsstörungen, keine Neigung zum Konfabulieren. Wahnideen produziert Pat. zurzeit nicht, dagegen werden die früheren nur unvollkommen korrigiert. Sinnestäuschungen stellt sie in Abrede; es ist aber ihren verlegenen Antworten nach nicht unwahrscheinlich, daß sie dissimuliert; sichere Anhaltspunkte hierfür liegen jedoch nicht vor. Die Stimmung ist gleichmäßig, im allgemeinen gut.

Zusammenfassung.

Die bei der Aufnahme 67 Jahre alte Kranke äußerte schon seit 5—6 Jahren einzelne Verfolgungsideen, verschwand seit dieser Zeit jedes Jahr einige Tage und begründete es damit, daß die Leute so bös gegen sie seien. Im übrigen war sie nicht auffällig, besorgte ihren Haushalt ordentlich, nur wurde sie sehr vergeßlich. Zuletzt erschien sie deprimiert und machte einen Selbstmordversuch durch Ertränken. Nach ihren Angaben hörte sie erst seit drei Monaten überaus zahlreiche Stimmen; es wurden ihr Vorwürfe gemacht, daß sie eine böse Frau sei, ihren Mann betrüge; ging sie an Läden vorbei, so wurde geschimpft, daß sie dort nicht einkaufe; die bösen Weiber forderten sie auf, ins Wasser zu gehen, drohten ihr Schläge an, sagten, der Mann solle eine andere Frau heiraten.

Ins Wasser sei sie gegangen, um Ruhe zu bekommen, und weil sie der Mann wegen der Schimpfereien nicht mehr möge.

Die Stimmung war weinerlich, ängstlich, Versündigungsideen bestanden nicht, ebensowenig Größenideen. Die Begründung der Wahnvorstellungen war eine ganz oberflächliche, wie überhaupt die Wahnbildung im Gegensatz zu den sehr reichlichen Halluzinationen dürftig war.

Patientin war besonnen und geordnet, zeitlich desorientiert, örtlich orientiert; Gedächtnis und Merkfähigkeit wiesen erhebliche Lücken auf.

Neurologisch fand sich nichts Besonderes.

Die W.-R. war positiv im Blut, positiv im Liquor bei höherer Konzentration, Nonne war negativ, Zellvermehrung lag nicht vor.

In die Anstalt verbracht, war sie mehrere Wochen lang delirant benommen, desorientiert, ängstlich, hatte neben den akustischen auch optische Halluzinationen, erzählte von phantastischen Erlebnissen, äußerte einzelne Größenideen. Dann wurde sie wieder besonnen und ruhig, arbeitete fleißig als Näherin, hörte jedoch wieder Stimmen. Die Dauer der halluzinatorischen Phase, die im Mai 1912 ihren Abschluß fand, betrug im ganzen etwa 10 Monate. Nun kamen Monate, in denen die Stimmen und Wahnbildungen zurücktraten und die Kranke außer Gedächtnisstörungen nichts Auffälliges bot. Sie bekam einige Tage Urlaub, während dessen sie mit ihrem Mann die Zugspitze bestieg. Danach äußerte sie vorübergehend wieder einzelne Verfolgungsideen, die sie auf die Umgebung projizierte, und jetzt ist sie seit einem halben Jahr in gleichmäßig ruhiger Stimmung, völlig geordnet, arbeitet fleißig, bestreitet Wahnvorstellungen und Sinnestäuschungen. Die früheren Wahnbildungen wurden nur unvollkommen korrigiert. Die Auffassung ist gut, Gedächtnis und Merkfähigkeit sind zurzeit (XII. 12) nicht nennenswert gestört, die Orientierung ist tadellos.

Epikrise.

In der Verlaufsart wie in den Zustandsbildern des vorliegenden Falles ist mancherlei bemerkenswert, was sich nicht ohne weiteres auf eine rein senile Störung zurückführen läßt.

Einmal ist der außerordentlich langsame Verlauf des Leidens auffallend. Wir hörten, daß seit etwa dem 62. Jahre, zunächst ganz sporadisch — nur während weniger Tage in den einzelnen Jahren — unbestimmte Verfolgungsideen auftauchten, während allmählich eine gewisse Vergeßlichkeit sich einstellte. Nach 5—6 Jahren traten schwere psychotische Störungen insbesondere zahlreiche Gehörstäuschungen auf, während deren auch die dementen Züge deutlicher ausgeprägt schienen. Schließlich kam es zu einer ganz erstaunlichen Besserung, und letzthin war auch hinsichtlich des Gedächtnisses und der Merkfähigkeit der Ausfall so gering, daß er kaum die physiologische Grenze überschritt. Wir dürften es wohl kaum beobachten, daß senile Erkrankungen von so langer Dauer so geringfügige endgültige Defektssymptome herbeiführen.

Abgesehen von der ungewöhnlichen geringen geistigen Schwächung ist auch die Erhaltung der körperlichen Rüstigkeit auffallend. Wenn auch nicht immer, so sehen wir doch meist bei den senilen Psychosen den senilen Charakter der Gesamtstörung in einem gleichzeitigen mehr oder wenig ausgesprochenen körperlichen Verfall zum Ausdruck gelangen. Zumal in den deliranten Phasen ist der körperliche Rückgang gewöhnlich besonders stark hervortretend. Daß aber wie hier nach etwa 6 jährigem Bestehen der eventuell anzunehmenden psychischen Senilität die körperliche Leistungsfähigkeit so ungeschwächt ist, daß die Ausführung von Hochtouren (Besteigung der Zugspitze) noch möglich ist, dürfte als ganz ungewöhnlich anzusehen sein.

Abgesehen vom Verlauf findet sich auch in den Symptombildern mancherlei Ungewöhnliches. Das vorwiegende Auftreten der Gehörstäuschungen am Tage, während die Nächte ungestört sind, ist hervorzuheben. Beim senilen Verfolgungswahn sehen wir meist die Wahnbildung das Bild beherrschen und die Gehörstäuschungen eine mehr sekundäre Rolle spielen. Hier aber beherrschen diese das Bild in ganz außerordentlichem Maße, während die Wahnbildungen nur eine dürftige und im wesentlichen von den Halluzinationen abhängige Gestaltung erfahren. Zudem fehlt den Wahnbildungen unserer Kranken das typisch Senile im Sinne des Kleinlichen, die schwächlichen Bosheiten, Schikanen, Beeinträchtigungen, denen die Senilen sich ausgesetzt wähnen, und die wenigstens vor der Entwicklung und beim Zurücktreten der schweren Störungen so charakteristisch ausgeprägt zu sein pflegen.

Daß eine Komplikation mit Alkoholismus für einen Teil der Erscheinungen verantwortlich zu machen ist, darf man wohl ausschließen, da der Alkoholismus nicht übermäßig gewesen zu sein scheint.

Andererseits ist das Vorliegen einer syphilitischen Erkrankung des Zentralnervensystems durch das Auftreten der W.-R. im Liquor erwiesen. Ob und in welchem Umfang auf sie die Psychose zurückzuführen ist, vermag wohl niemand mit Sicherheit zu sagen. Der Verdacht, daß Beziehungen obwalten, ist aber wohl berechtigt im Hinblick auf die Abweichungen des Krankheitsbildes von den üblichen Formen der senilen Störungen.

Beobachtung XII.

S., Katharina, Maurerswitwe, 62 Jahre alt. Aufgenommen in die Klinik am 23. I. 1910.

Vorgeschichte.

Nach den Angaben des Hausherrn war Pat. bis vor einem Jahr geistig normal. Seitdem wurde sie streitsüchtig, glaubte, daß man ihr vom benachbarten Fenster aus Schandbriefe vorlese. Hörte oft die Stimmen von ihr bekannten Personen, die sie dann im ganzen Haus suchte. Drohte oft mit dem Revolver, war manchmal ganz rabiat. Glaubte, daß alle Leute über sie schimpfen; machte den Leuten darüber Vorhaltungen.

Kein Potus.

Von Geschlechtskrankheit nichts bekannt.

Körperlicher Befund:

Kräftig gebaute Frau in mäßigem Ernährungszustande ohne körperliche Erkrankung. Keine pathologischen Veränderungen seitens des Nervensystems. Wassermannsche Reaktion im Blut positiv, im Liquor negativ (nicht ausgewertet). Keine Pleozytose. Phase I negativ.

Psychischer Befund:

Pat. ist örtlich völlig orientiert, auch die zeitliche Orientierung ist nach Wochentag, Monat, Monatstag exakt, nur die Jahreszahl ist ihr nicht präsent. Gedächtnis für frühere Ereignisse und auch für Jüngstvergangenes ist ohne wesentliche

Störungen. Pat. ist imstande, Lesestücke gut aufzufassen und ihren Inhalt zutreffend wiederzugeben. Kenntnisse recht gut. Kopfrechnen auch mit dem großen
Einmaleins gelingt ohne Schwierigkeit.

Über ihre Vergangenheit gibt sie in lebhafter, ausführlicher Weise geordnet
Auskunft. Aus ihren Angaben ist sachlich folgendes hervorzuheben:

Sie trank $^3/_2$ l Bier pro Tag, keinen Schnaps oder Wein. Geisteskrankheiten
sind in der Familie nicht vorgekommen. Der Mann ist an einem Unglücksfall gestorben. Von einer Geschlechtskrankheit weiß sie nichts; sie hat nie geboren, nahm
einen Pflegesohn an.

Über diesen erzählt sie eine abenteuerliche Geschichte: Der Bub, der jetzt
33 Jahre alt ist, sei ihr gelegt worden von einer gewissen Dürnfellner seiner Mutter.
Diese habe sich nicht angenommen um das Kind, es sei auf einmal mit vier Tagen
im Schweinestall gelegen. Mit 6 Jahren, in der 1. Klasse der Volksschule, sei er
gestohlen worden von der Base des Dürnfellner; diese habe ihn nach Passau gebracht.
Sie habe geheime Flugblätter ausgegeben, und nach 16 Tagen sei es wieder gebracht
worden. Bei der Dürnfellner wurde er gefunden; die behauptete, die Mutter des
Kindes zu sein. Das Gericht sprach ihr das Kind zu. Sie habe den Pflegesohn
aufgezogen. Er sei jetzt 11 Jahre verheiratet.

Jetzt müsse sie hinaus, weil sein Weib im Zuchthaus sei. Er liege jetzt allein
draußen, brauche jetzt eine Pflege, er habe sich heute nacht fast verblutet. Es
sei furchtbar hart, wenn man jemand helfen wolle und nicht könne.

„Mutter, hilf mir, bitt recht schön, hilf mir, ich verblute mich,“ so habe er gerufen, sie habe das ganz deutlich gehört.

Man habe ihn am Blinddarm operiert und eine Rippe herausgenommen —
erzählt dies sehr anschaulich —; schon vier Jahre sei er krank, vor vier Wochen sei
er im Krankenhaus Nymphenburg operiert worden. (Der Pflegesohn ist vor einigen
Wochen tatsächlich laparatomiert worden.) Seine Frau habe ihm die Wunden aufgerissen und ihm beinahe mit dem Rasiermesser die Gurgel abgeschnitten. Er lasse
sie nicht mehr zu sich, weil sie alle seine Sachen, Anzüge, drei Herrenuhren, zwei
silberne Ketten, eine goldene Kette, acht Ringe und zirka 300 Mark an Geld —
einem Kerl in Haidhausen gebracht habe. Von diesem sei sie schon schwanger
gewesen. Sie treibe es mit vieren (zählt diese namentlich auf).

Heute nacht habe sie alles ganz deutlich gehört, sie habe auch die Schwestern
oben reden hören.

Seit drei Wochen höre sie all „die Gaudi“, seit der Berggeist vom Untersberg umeinander gehe. Ganz unterirdisch komme die Stimme heraus: „Ich bin
der Berggeist vom Untersberg; ich sitze auf der Heinzelbrück’; ich bin verbannt
daher, ich muß bleiben bis 1020, nachher geht die Welt zugrunde, dann gehen wir
alle zugrunde und ich auch.“

Von diesem Berggeist höre sie alles. Sie habe ihn noch nie gesehen; auch
andere Leute haben ihn schon gehört. Man höre jedes Wort. Sie habe dabei keine
Angst.

Sie habe heute nacht alles gehört. Wie die Schwestern zu ihrem Sohn gesagt hätten: „Herr Dürnfellner, was fehlt denn?“ Er habe dann gesagt: „Ja, mein
Weib hat mir die Wunde aufgerissen und hätte mich beinahe umgebracht.“

Früher habe sie nie so etwas gehört. Sie sei auch bestohlen worden. 2 Jahre
sei es her, daß eine gewisse Schiffer ihr eine lange goldene Kette und andere Sachen
gestohlen habe. Jetzt wisse man es genau, daß die es gestohlen habe, weil es der
Berggeist der Polizei gesagt habe. Neuerdings sei sie wieder bestohlen worden. Sie
sei ganz arm.

Spricht in lebhaftem Tone mit freundlichem Gesichtsausdruck von diesen
Dingen. Durchaus kein depressiver Affekt. Motorisch nicht erregt.

26. I. 10. Auch in den nächsten Tagen bleibt sie im ganzen bei ihren obigen
Angaben. Doch höre sie den Berggeist jetzt weniger. Ist dabei ruhig, ganz guter
Stimmung. Weiß, wie lange sie in der Klinik ist. Ihr fehle gar nichts und sie ärgere
sich darüber, daß sie unter den Narren eingesperrt sei.

28. I. Liegt im Bett, schaut gegen den Boden vor sich hin und spricht leise
mit Unterbrechungen. Gefragt, was sie da tue: „Ich spreche durch den Berggeist

mit meiner Schwester in Passau, ich höre sie ganz deutlich, sie kommt nachher, sagt sie, wenn sie 15 Mark hat, und will sie mir bringen. Wir verstehen uns sehr gut. Die — deutet auf ihre Bettnachbarin — meint, ich sei närrisch, weil ich den Berggeist höre."

4. II. 10. Spricht immer wieder vom Berggeist, man könne ihn für 10 Pfennig kaufen. Sie höre ihren Sohn immer sprechen, besonders nachts.

Fordert man sie auf, sie solle jetzt auf den Berggeist hören, dann hört sie manchmal seine Stimme; gibt meist rhythmisch wieder, was sie hört.

Euphorisch, klar, geordnet, will nach Hause, sie sei doch nicht verrückt.

8. II. 10. Heute mittag sehr erregt; geht außer Bett, verlangt von der Schwester die Kleider, muß hinaus, denn ihr Bub liege im Sterben, man habe ihm wieder die Wunden auseinander gerissen. Er habe es ihr vorhin selbst gesagt, ganz deutlich durch den Berggeist, durch die Tür herein. Auf Zureden beruhigt sie sich.

Bis zu ihrer einige Wochen später erfolgten Überführung nach Eglfing halluzinierte sie lebhaft und äußerte die oben beschriebenen Wahnideen in recht einförmiger Weise. Zuweilen war sie etwas gereizt, im allgemeinen jedoch durchaus fügsam und zugänglich. Über die Situation war sie stets völlig orientiert.

Die Pat. ist jetzt drei Jahre in Eglfing. Herr Oberarzt von Hößlin hatte die Liebenswürdigkeit, mir im Januar 1913 über die weitere Entwicklung folgendes mitzuteilen:

„Frau S. ist in ihrem psychischen Zustand gänzlich unverändert, sie hat nach wie vor äußerst lebhafte Gehörshalluzinationen fast ausschließlich beschimpfenden, sexuell gefärbten Inhalts (Hure, Schlampen, ausgemergelte Sau etc.), auf die sie ihrerseits mit heftigen Schimpfparoxymesn reagiert. Sie bringt außerdem eine Menge von Wahnideen vor, zum Teil Verfolgungsideen, zum Teil ganz verworrene und absurde Größenideen: sie sei die Enkelin des Königs von Dänemark, die Tochter des Herzogs der Abruzzen, als dieser noch im Kyffhäuser saß; sie müßte hinaus, weil 100 000 glänzende Gewänder, 1000 Millionen Säcke Kartoffel für sie angekommen wären und draußen abgeladen würden usf. Frau S. ist örtlich und zeitlich stets orientiert, auffallende Gedächtnis- und Merkfähigkeitsdefekte sind sicher nicht vorhanden. Pat. ist stets zugänglich, freundlich, auf der Abteilung ziemlich viel für sich. Die Pupillen sind ständig ziemlich eng, die linke eine Spur weiter als die rechte, die Reaktion, wenn auch nicht blitzartig, so doch ganz prompt und ausgiebig. Etwa im Januar 1912 hatte Frau S. vorübergehend einen eigenartigen Zustand: plötzlich sehr starke Kopfschmerzen und Erbrechen, dabei leichte Temperatursteigerung, 2—3 Tage ziemlich benommen, verwirrt, konnte beim Sprechen nicht die richtigen Worte finden, so daß zum Teil ein ganz unverständliches Kauderwelsch zutage kam, dabei konnte sie aber allen Aufforderungen richtig nachkommen und vorgehaltene Gegenstände richtig bezeichnen und verwenden. Sonstige motorische Lähmungserscheinungen konnte ich damals nicht beobachten, der Zustand ging, wie gesagt, nach 2—3 Tagen vorüber, und hat sich seitdem nicht wiederholt. Die Sprache ist auch jetzt, wie früher völlig glatt".

Im ganzen bietet also Frau S. genau das gleiche Bild wie früher, es ist weder ein schwererer Demenzzustand eingetreten, noch haben sich erkennbare senile Züge eingestellt.

Zusammenfassung.

Bei einer früher geistig stets gesund gewesenen Frau trat im 61. Lebensjahr eine akustische Halluzinose auf. Dieselbe nahm einen chronischen Verlauf und dauert nunmehr 4 Jahre. Die Störungen äußerten sich in massenhaften Gehörstäuschungen meist schreckhaften und schmähenden Inhalts. Es wurden abenteuerliche Verfolgungsideen, sie selbst, aber auch Familienangehörige betreffend, geäußert, auch unsinnige Konfabulationen wurden vorgebracht, die anscheinend weit in die Zeiten geistiger Gesundheit zurückreichten. Die Stimmen wurden anfänglich verschiedenen realen Persönlichkeiten, später einem „Berggeist" zugeschrieben. Durch diesen unterhielt sie sich mit Personen in der Ferne.

Eine kritische Verarbeitung der Wahnbildungen fehlte völlig. Die Stimmung war trotz des oft höchst beängstigenden Inhaltes der Stimmen und Wahnideen nie ängstlich oder depressiv, eher etwas gehoben. Später traten phantastische Größenideen auf. Abgesehen von der mangelnden Kritik gegenüber ihren Wahnideen bestand kein intellektueller Schwächezustand. Die Orientierung war gut und ist es bis jetzt geblieben. Insbesondere ist die Entwicklung eigentlich seniler Züge, Abnahme des Gedächtnisses oder der Merkfähigkeit, ausgeblieben.

Vor einem Jahr trat unter starken Kopfschmerzen und Temperaturanstieg ein Zustand von Benommenheit, begleitet von aphasischen Störungen, auf, der sich nach wenigen Tagen zurückbildete, ohne irgendwelche Folgen zu hinterlassen.

Bis dahin waren keine auf eine organische Hirnerkrankung deutenden neurologischen Symptome hervorgetreten, und es haben sich auch keine solchen im Anschluß an den Insult eingestellt.

Potatorium war unbedeutend. Über Lues ist nichts bekannt; Patientin ist allerdings kinderlos.

Die W.-R. war im Blut positiv. Die Liquoruntersuchung fiel in die Zeit vor der Auswertung; bei 0,2 trat keine Hemmung auf. Phase I und Pleozytose fehlten.

Epikrise.

Es dürfte wenig befriedigen, diese Psychose auf senile Veränderungen allein zurückzuführen; denn, wenn senile Prozesse eine derartig schwere Psychose 4 Jahre lang unterhalten, so müßte man die gleichzeitige Entwicklung eines Schwächezustandes im Sinne der senilen Demenz erwarten dürfen. Diese ist jedoch völlig ausgeblieben. Die Annahme ist also naheliegend, daß es sich um eine paranoide Psychose handelt, die unabhängig vom Senium sich eingestellt hat. Man würde dann am ehesten in dem Krankheitsbild verwandte Züge zu den alkoholischen Halluzinosen zu betonen haben; zumal dürfte die meist leicht gehobene Stimmungslage etwas an diese erinnern. Es fehlt jedoch die Alkohol-Ätiologie bei unserer Kranken. Mit den endogenen halluzinatorisch paranoiden, der Dementia praecox nahestehenden Psychosen hat natürlich der Fall gewiß nichts zu tun.

Daß nun zum mindesten organische Prozesse bei unserer Kranken überhaupt vorliegen, wurde nach 3 jährigem Bestehen der Psychose durch einen Insult manifestiert. Die Erscheinungen dieses Insultes sind insoferne bemerkenswert, als es sich um aphasische Störungen handelte, die unter Temperaturanstieg und in Begleitung starker Kopfschmerzen auftreten und nach 2 Tagen, ohne jegliche Spuren zu hinterlassen, verschwanden. Diese Flüchtigkeit von Herdsymptomen ist für eine arteriosklerotische Störung immerhin recht ungewöhnlich und erinnert weit mehr an das, was man bei luetischen Hirnerkrankungen zu sehen gewohnt ist. Die Möglichkeit einer luetischen Ätiologie dieses Vorganges und damit des Bestehens einer luetischen Hirnerkrankung findet ja eine Stütze in der positiven Blutreaktion. Leider ist die Auswertung des Liquor seinerzeit noch nicht üblich gewesen; sie würde für die Beurteilung dieses Falles von ganz besonderer Bedeutung gewesen sein. Das Fehlen der Phase I und der Pleozytose spricht, wie oben ausgeführt wurde, durchaus nicht gegen das Vorliegen einer luetischen Hirnerkrankung.

In positivem Sinne ist zu betonen, daß der hier vorliegende Komplex psychischer Störungen: massenhafte, auf den Gehörssinn beschränkte Trugwahrnehmungen, Verfolgungsideen abenteuerlicher Art ohne Neigung zu systematisierender Verarbeitung, geringe affektive Resonanz, bei meist freundlichem, zugänglichem, aller Absonderlichkeiten entbehrendem Verhalten und Klarheit des Bewußtseins — sich bei anderen Kranken gefunden hat, wo die luetische Ätiologie recht wohl begründet schien.

Man wird jedenfalls das Recht haben, den Fall als auffällig und verdächtig zu bezeichnen.

Beobachtung XIII.

F. Luise, 66 Jahre alt, Pfründnerin im Hl. Geistspital. I. Aufnahme in die Klinik am 9. XII. 1910.

Vorgeschichte:

Pat. war zweimal verheiratet; keine Kinder, keine Fehlgeburten. Sie soll eine sehr tüchtige, energische, etwas egoistische und streitsüchtige Frau gewesen sein, gern gut gegessen und getrunken haben, aber nie betrunken gewesen sein. Bis vor 5 Jahren war sie ganz gesund, führte selbständig ein Kolonialwarengeschäft. Dann erlitt sie eine **rechtsseitige Lähmung** mit vorübergehendem Sprachverlust. Sie gab deshalb ihr Geschäft auf und kaufte sich in ein Stift ein. **Vor 2 Jahren traten gummöse Geschwülste am Schädel auf**, die auf Jodkali zerfielen. (Mitteilung des behandelnden Arztes.)

Seit einiger Zeit äußerte sie Verfolgungsideen, glaubte sich beschimpft, hörte Geräusche, es klopfte an die Türe. Besonders nachts wurde sie sehr unruhig, stand auf dem Gang herum, fürchtete sich vor Einbrechern.

Körperlicher Befund:

Kleine, ziemlich kräftig gebaute, gut genährte Frau. Strabismus div. rechts, angeblich von Geburt auf. Augen sonst frei beweglich.

Pupillen mittelweit, gleich, R/L positiv, R/C positiv, allerdings nicht besonders ausgiebig.

Der rechte Fazialis wird etwas schwächer innerviert. Die Zunge weicht nach rechts ab, zittert fein.

Spastische Lähmung der rechten oberen und unteren Extremitäten mit gesteigerten Reflexen. Babinski positiv, Oppenheim positiv, Hand- und Fußklonus rechts deutlich. An der oberen Extremität sind besonders die Extensoren betroffen. Sensibilität an den paretischen Teilen nicht auffallend gestört. Stereognostischer Sinn in der rechten Hand nicht ganz intakt. Puls hochgradig arythmisch, voll, kräftig.

Keine ausgesprochenen Zeichen von Arteriosklerose oder Alkoholismus. Kein Tremor manuum. Keine Polyneuritis.

Wassermannsche Reaktion im Serum negativ[1]).

Blutdruck: systolisch 240, diastolisch 120, Differenz 120.

Keine aphasischen oder apraktischen Störungen, Sprache anstoßend, ataktisch.

Psychisches Verhalten.

Bei der Aufnahme ist Pat. klar und besonnen, benimmt sich geordnet, ist freundlich und zugänglich, geht willig auf alle Fragen ein. Sie ist heiterer, zuversichtlicher Stimmung und örtlich zunächst nur annähernd orientiert. Sie weiß, daß sie sich in einem städtischen Krankenhaus befindet, kann aber keine weiteren Angaben darüber machen.

Über ihren Lebenslauf macht sie ausführliche, zutreffende und zeitlich gut geordnete Angaben. Die Erinnerung sowohl für weitzurückliegende Ereignisse, wie für solche der letzten Zeit hat jedenfalls keine wesentliche Einbuße erlitten.

---

[1]) Conf. II. Aufnahme.

Ihre Verfolgungsideen schildert sie wie folgt:

Im Spital wohnten unter ihr fremde Leute, gleichfalls alte Spitalinsassen, die sie nicht weiter kennt und die sie auch nie gesehen hat, die sich aber durch ihre unausgesetzten Schimpfereien bemerkbar machten. Die Sache ging vor etwa zwei Monaten an. Bis dahin lebte Pat. ganz in Ruhe, friedlich und zufrieden. Eines Tages hörte sie plötzlich von unten herauf, durch den Fußboden ihres Einzelzimmers eine laute, zornige Stimme rufen: „Stiefel aus, Stiefel aus!"

Diese Worte bezog sie auf sich, weil sie Stiefel anhatte, und weil die Stimme aus dem Zimmer unter ihr kam. Sie nahm an, daß sie durch ihre Schritte die untere Partei belästige und ließ deshalb unten anfragen, ob sie sich durch die Stiefel gestört fühlen. Die Frau, die direkt unter ihr wohnte, meinte aber, Pat. könne ungeniert in ihren Stiefeln umherlaufen, sie hätte nichts dagegen.

Doch schon am selben Tage hörte sie wieder den Ruf: „Stiefel aus, Stiefel aus!"

Von nun an hatte sie keine Ruhe mehr. Die Frau unten rief ihr fortgesetzt Beschimpfungen, Drohungen, Flüche, überhaupt alles, nur nichts Schönes zu. Tag und Nacht ging es in einem fort. „Stiefel aus, Stiefel aus." Man sagte ihr alles Mögliche: „Sau! Schlampen! Hure! — —." Saß sie beim Kaffee, so rief man: „Jetzt sitzt sie beim Kaffee und schmeißt drei Stückchen Zucker hinein, da kann man freilich fett werden." Wusch sie sich, so hieß es: „Die Sau wäscht sich." Zog sie sich das Hemd um, so hieß es: „Jetzt zieht sie sich um, jetzt gießt sie Wasser ein, jetzt wäscht sie sich das Maul aus." Alles, was sie tat, wurde ihr von unten herauf vorgehalten. Die Frau nebenan wußte alles, was Pat. tat. Zu Mittag beim Essen hörte sie: „Die frißt und säuft den ganzen Tag. Ja, die hat wieder zu fressen gekriegt, anders wie wir, die kriegt Braten und Kompott, das frißt sie jeden Tag."

Machte sich Pat. ihren Wein auf, hieß es: „Jetzt säuft sie wieder, die Sau, ihren Wein, und den armen Menschen gibt sie nichts."

Der Pat. ist völlig unverständlich, wie die Frau unten alles wissen konnte. Wahrscheinlich wird sie auf einem Stuhl gestanden und zugehorcht haben. Pat. hörte deutlich, wie sie unten von etwas herunterstieg.

Nachts hörte Pat. wie sich unten Leute über sie unterhielten. Eine Stimme sagte: „Jetzt schläft sie schon, jetzt kann man alles reden. Der komm ich noch, dieser Sau, die wird schaun, was ich ihr antu." Auch flüsterte man untereinander, was aber Pat. nicht verstehen konnte. Man erzählte sich Schlechtigkeiten über die Pat., erzählte sich erfundene Geschichten aus ihrem Leben, daß sie schlecht gewesen sei, daß sie gehurt habe. „Der brock' ich ein, die wird schauen," hörte sie; wahrscheinlich wollte man sie bei der Oberin anschwärzen.

Vor etwa 14 Tagen wurde das Dienstmädchen des Spitals wegen Frechheit entlassen. Dieses Mädchen treibt sich nun im Keller, im Speicher, im Maschinenhaus, auf den Treppen und in den Krankensälen herum. Besonders nachts treibt sie ihr Unwesen.

Oben im Speicher ist eine arme geisteskranke, tappete Person untergebracht, die nur spricht, was man ihr vorsagt. Zu dieser kommt nun allabendlich das entlassene Dienstmädchen und lehrt sie in einem fort Namen und Schimpfwörter hersagen. Pat. hört genau, wie sie ihr die Worte vorspricht, und die andere sie ihr nachplappert. In einem fort werden die Namen der Schwestern hergesagt.

Aus dem Gebet der alten Männer und Frauen, die sich in der Kirche versammeln, hört Pat. die Namen, die das entlassene Dienstmädchen die „Tappete" anlernt. Um diese Zeit sitzt nämlich bei der „Tappeten" das Dienstmädchen und sagt ihr allerlei Namen vor. Das hört man natürlich im ganzen Haus, und die alten, altersschwachen Männer plappern es einfach nach. Es ist manchmal zum Totlachen. Es geht dann mitten im Gebet in einem fort: „Damatseder, Damatseder oder Steißlinger, Steißlinger—" (Namen von Schwestern).

Dieses Dienstmädchen treibt sich, wie gesagt, seit 14 Tagen im Spital herum. Pat. versteht gar nicht, woher sie die Schlüssel hat, daß sie so herumschleichen kann. Es ist ja geradezu unheimlich. Man hat sie zwar schon oft hinausgeschmissen, ja schon blutig geschlagen — so hörte Pat. wenigstens durch die Wände ihres Zimmers im Hause sprechen — aber sie kehrt immer wieder zurück und treibt ihr Unwesen.

Und dieses Mädchen ist auch noch gut mit ihrer Feindin unten befreundet. Einmal hörte Pat. wie sie zu der Frau unten — beide befanden sich nachts auf der Treppe — leise sagte: „Wir dürfen nicht so laut sprechen, die Fipper ist noch nicht eingeschlafen; wo soll ich hingehen?" Darauf sagte die andere: Bleib' sitzen!"

Es ist eine Schande, daß das Mädchen so ohne Quartier herumläuft und sich nachts in fremden Häusern herumtreibt. Die letzten zwei Nächte seien gar schlimm gewesen. Die erste Nacht war das Mädchen bei der Frau unten. Pat. hörte, wie die Frau sagte: „Nehmen Sie die Schlüssel und schauen Sie nach dem Geld, ich kann mir nichts kaufen". Das Mädchen sagte darauf: „Sie schläft noch nicht." Später drang das Mädchen tatsächlich in das Zimmer der Pat. und suchte nach den Schlüsseln. Pat. hörte es genau atmen; es zieht beim Atmen, weil es einen Kropf hat. Es fand aber die Schlüssel nicht, die hatte die Pat. vorsichtshalber und zum Glück unter dem Kopfkissen versteckt gehabt.

Die zweite Nacht war das Mädchen wieder da, diesmal mit zwei Männern, die sie im Maschinenraum versteckte. Das waren zwei Brüder der Frau unten. Diese wollten Pat. durchprügeln. Der eine sagte: „Wenn ich sie erwisch', so häng' ich sie auf". Pat. ging in dieser Nacht nicht zu Bett, sondern stand die ganze Zeit auf dem erleuchteten Gang, sah, wie sich unten Menschenschatten bewegten, auch hörte sie, wie sie sich räusperten und polternd über einen Ofen stiegen. Der eine sagte: „Die wird heut' noch umgebracht." Der andere meinte: „Die ist schlau, die Fipper, die geht nicht nein ins Zimmer." Die ganze Nacht brachte die Pat. auf dem Gange zu, hatte Angst. Sie hörte deutlich die Menschen unten im Maschinenraum wirtschaften.

In der Früh erzählte Pat. das Erlebnis der Schwester und setzte hinzu, daß sie sich nicht mehr ins Bett traue.

Auf das hin brachte man sie hierher. Man erklärte sie für närrisch.

Die Frau unten veranlaßte aus Neid, weil es ihr schlechter gehe, als der Pat. — „sie mißgönnt mir ja jedes Stück Brot" — eine ganze Verschwörung, zu der alle im ersten Stock gehören. Wie die alle heißen, wisse Pat. nicht, sie kümmere sich nicht darum. Vor diesen Leuten habe sie nun keine Ruhe. Seitdem die Frau unten wohnt, schimpft man über sie, richtet sie aus, sagt ihr allerlei nach, vergönnt ihr nichts. Sogar die Leute nebenan sagen: „Das ist schrecklich, das ist schrecklich." Die hören die Beschimpfungen auch und entrüsten sich über das Treiben. Nachts werde sie durch das Sprechen, Flüstern und Zischen im Hause im Schlafe gestört. Jeder Bissen Brot werde ihr, seit sich die Frau im Hause befindet, vorgehalten.

Warum ihr die Frau das alles antut, könne sie nicht sagen. „Aber stopfen Sie ihr den Mund, Herr Doktor, wenn Sie können", meint sie auf weitere Fragen.

Bis vor zwei Monaten habe sie nie etwas gehört. Auch früher in ihrem Leben erlebte sie nie etwas Derartiges, sie habe nie Feinde gehabt, lebte immer in Frieden, fühlte sich nie in nichts beeinträchtigt.

Aber auch sonst herrscht im Spital seit einigen Monaten eine ganz unglaubliche Unruhe. Oft geht es unten bei den Pfründnern ganz toll zu. Die geraten in Zwistigkeiten und Streitigkeiten, und dann geht ein Skandal, ein Geschrei und Gejohle los, nicht zu glauben. Man schreit, man prügelt sich, schreit nach Hilfe, flucht und kravalliert, daß es eine Schande ist. Bisweilen floß gar Blut. „Daß nur so was in einem Spital möglich ist!"

Während der Exploration behauptet Pat. plötzlich, sie höre ihren Mann rufen. Fragt den Arzt, was das zu bedeuten habe. Seien ihr die vom Spital schon nach? Jetzt kenne sie sich nicht mehr aus.

Als der Pat. erklärt wird, sie leide an Gehörstäuschungen und an Verfolgungswahn, protestiert sie ruhig aber entschieden dagegen und knüpft sofort neue Wahnideen daran. Man habe sie aus dem Spital haben wollen und sie deshalb für geisteskrank erklärt. Das Ganze gehe von der Schwester Eustachia und vom Doktor aus, weil sie nicht katholisch sei. Sie verspricht, daß sie sich mit Händen und Füßen dagegen wehren werde. Und auch der Ref. werde sich überzeugen, daß er sich getäuscht hatte. Sie sei nicht geisteskrank. Sie habe das Schimpfen ganz genau gehört.

Die Reaktionsweise der Pat. ist durchaus natürlich, anständig aber nachdrücklich, mit richtigem Affekt betont.

Pat. ist gehobener, selbstbewußter, heiterer, erregter Stimmung, ihr Gedächtnis und ihre Merkfähigkeit ist ihrem Alter entsprechend. Sie ist geistig recht attent, ohne auffallende geistige Defekte.

Potus negiert sie entschieden; sie habe täglich nur ein kleines Gläschen Wein und einen Schoppen Bier getrunken. Früher trank sie einige Gläser Wein täglich. Nie Schnaps, nie Likör, nie Tee mit Rum.

15. XII. Drängte die ersten Tage energisch auf Entlassung, sie sei nicht geisteskrank, man solle sie zurück ins Hl. Geistspital verlegen; sie habe ihre Sachen dort. Gehörstäuschungen und Verfolgungsideen begann sie alsbald zu dissimulieren. Meist gereizter Stimmung. Orientierung einwandfrei.

25. XII. Hat sich etwas beruhigt; liegt meist zu Bett. Lächelt dem Arzt zu, es gehe ihr gut. Keine Anhaltspunkte für Halluzinationen. Fühlt sich nicht bedroht. Schlaf gut. Nahrungsaufnahme befriedigend.

30. XII. Pat. wird heute nach Hause entlassen.

II. Aufnahme — 1 Jahr später, am 12. IX. 1911.

Pat. soll sich seit kurzer Zeit wieder verfolgt glauben.

Der körperliche Befund ist unverändert, die rechtsseitige spastische Parese hat sich nicht zurückgebildet.

Wassermannsche Reaktion im Blut (vor einem Jahr negativ) ist jetzt deutlich positiv, im Liquor negativ bei geringer, positiv bei höherer Konzentration. Geringfügige Zellvermehrung. (7 im Kubikmillimeter.) Nonne Phase I stark positiv.

Pat. ist ruhig, unauffällig, leicht euphorisch, benimmt sich völlig geordnet. Ist zeitlich und örtlich orientiert, gibt an, sie sei schon einmal hier gewesen; wisse nicht mehr genau, wann das gewesen sei; etwa vor einem Jahr, glaube sie, doch wolle sie keinen anlügen.

Gedächtnis und Merkfähigkeit scheinen auch diesmal nicht wesentlich beeinträchtigt.

Bringt allerhand Klagen über die Vernachlässigung der Spitalinsassen vor, die Oberin kümmere sich gar nicht um die alten Leute, Beschwerden würden nicht berücksichtigt, wenn einer über irgend etwas klage, sage man einfach, er solle doch aus dem Spital gehen. Der Arzt behandle die Kranken gar nicht, schreibe gar kein Rezept, sie wolle doch, daß ihr Bein behandelt werde.

Vor einem Jahr habe sie sich über die Pfründner im Spital ärgern müssen, die seien so böse: „Die sollten Sie mal sehen, Sie wissen ja, wie alte Leute sind.“ Sie habe weiter gar nichts gemacht, sei nur nachts zu einer Flurnachbarin gegangen, weil sie Angst gehabt habe. — Könne von damals nicht mehr viel sagen, sei ja gleich fortgebracht worden. Habe damals Angst gehabt, daß ihr die Leute etwas tun würden, sie habe den Spektakel gehört, den die Menschen im Ofenloch gemacht hätten. Sie sei beschimpft worden, man höre ja alles, die Wand sei ja so dünn, die Leute hätten gesagt, sie sei schlecht. Auch vom ersten Stock hätten sie heraufgeschimpft. Sie sei nachts gar nicht mehr zu Bett gegangen, deshalb habe man sie hierhergebracht.

Hält daran fest, daß die bösen Menschen sie verfolgt haben, aber nur damals; nach ihrer Rückkehr ins Spital nimmer. Jetzt habe sie sich nur über den Doktor geärgert, das sei gar kein richtiger Doktor, der dürfe ja nichts machen, vor allem nichts, was Geld koste. „Die haben nur eine Medizin, die soll für alles helfen; „Dalari“ haben wir es immer genannt, das machen die Schwestern selber; wenn man frisch dazu kommt, kann man es noch warm haben, eine braune Flüssigkeit, schmeckt nach gar nichts; das hilft fürs Herz, für den Magen, für die Gebärmutter, überhaupt für alles. Das sei doch nichts für sie, sie wolle doch, daß ihr Bein wieder gut werde. Das allergrößte Unrecht sei im Spital, wenn einer reinlich sei, der sei ganz unbeliebt. Sie sei gewöhnt, sich jeden Tag am ganzen Körper zu waschen; man habe zu ihr gesagt, sie sei die einzige, die sich jeden Tag wasche; alles im Spital halte sich darüber auf. Sie lasse sich das aber nicht nehmen, wenn sie sich nicht waschen dürfe, sei sie ein Schwein.

Stimmen habe sie seitdem nimmer gehört, sei niemehr beschimpft worden.

26. X. Meist euphorisch, ruhig, nicht unrein, ißt und schläft gut.

Möchte wieder ins Spital, weil ihr nichts mehr fehle; fühlt sich nicht beeinträchtigt, hört keine Stimme.

Stolpert etwas beim Aussprechen der Paradigmata. Rechnet: 117 — 25 ist? 92. 7 mal 18 ist? —

Pat. ist zeitlich orientiert, geordnet, weiß den Tag ihrer Aufnahme, beginnt zu weinen, weil man sie für närrisch erklärt habe, wo sie einfach den Arzt um Hilfe angegangen habe. Meint, sie als Protestantin werde im Hl. Geistspital besonders schlecht behandelt. Habe keine Stimmen gehört, es sei ihr nie was Besonderes aufgefallen.

20. XI. 11. Die Kranke liegt fast immer untätig zu Bett, leugnet, hier Stimmen zu hören, weint zuweilen, will nicht nach Eglfing.

23. XI. 11. Wird heute nach Eglfing überführt.

In Eglfing äußerte die Kranke keinerlei Wahnbildungen, hielt jedoch an den früher vorgebrachten fest. Halluzinationen wurden nicht beobachtet. Pat. verhielt sich ruhig und unauffällig, interessierte sich sehr für die Vorgänge in der Außenwelt, las regelmäßig die Zeitung mit großem Interesse. Häufig bat sie, in das Spital zurückkehren zu dürfen, wenngleich einige Insassen desselben sehr bös mit ihr gewesen seien. Störende Kranke in ihrer Umgebung empfand sie sehr peinlich. Auf ihr körperliches Wohlbefinden war sie sorgfältig bedacht. Die zeitliche und örtliche Orientierung war nicht gestört.

Sie starb nach einem halben Jahr, im Mai 1912, plötzlich an einer Phlebitis, die zu Lungeninfarkten geführt hatte.

Die von Professor Spielmeyer vorgenommene histologische Untersuchung ergab folgendes:

In verschiedenen Gefäßgebieten des Gehirns, besonders in den hinteren parietalen Abschnitten und im Frontalhirn arteriosklerotische Hirnveränderungen, die vor allen Dingen die Rindengefäße betreffen; strichförmige und sektorenförmige Verödungen, vereinzelte kleine Einschmelzungen von Rindengewebe; an anderen Stellen mehr diffuse Ausfälle mit starker Vermehrung der Gliazellen; über solchen Gebieten bisweilen buchtförmige, kleine Einziehungen der obersten Rindenschicht mit starker Gliafaserwucherung am Randsaume. Drei etwa kirschgroße Erweichungen an der Grenze zwischen Mark und Rinde. Im engeren Sinne senile Hirnveränderungen u. a. Drusen fehlen. Keine infiltrativen Veränderungen in den Meningen und Gefäßen, keine Zeichen einer proliferativen Endarteriitis.

· Zusammenfassung.

Die bei der 1. Aufnahme 64 Jahre alte Kranke erlitt 5 Jahre zuvor eine rechtsseitige Hemiplegie, die in Gestalt einer spastischen Parese mit entsprechenden Reflexsteigerungen noch besteht. Vor zwei Jahren sollen sich gummöse Geschwülste am Kopf gebildet haben, die auf Jodkalium zerfielen.

Zwei Monate vor der Aufnahme begann Patientin akustisch zu halluzinieren. Die Stimmen waren ungemein zahlreich, begleiteten mit hämischen Worten ihre Handlungen, bedrohten und verspotteten sie, sagten gemeine Schimpfworte, hatten zum Teil auch imperativen Charakter. Die Sinnestäuschungen traten auch tagsüber auf, scheinen aber nachts besonders lebhaft gewesen zu sein. Es schlossen sich entsprechende Verfolgungsideen an, die abwechselnd auf verschiedene Personen projiziert wurden und eine nur dürftige kombinatorische Verarbeitung erfuhren. Patientin wurde schließlich sehr ängstlich; zwischendurch schienen jedoch die Trugwahrnehmungen sie zu belustigen. Bewußtseinstrübung bestand nicht. Patientin war in der Klinik durchaus geordnet in ihrem Verhalten, lebhaft und affektvoll. Sie war orientiert und wies keine wesentlichen Gedächtnis- oder Merkfähigkeitsdefekte auf. Nächtliche

Unruhe bestand nicht. Nach einigen Wochen wurden die Sinnestäuschungen negiert, Patientin war etwas gereizter Stimmung, aber im übrigen unauffällig und konnte wieder entlassen werden. Krankheitseinsicht hatte sich nicht eingestellt.

Die Halluzinose hatte im ganzen ungefähr 3 Monate gedauert, und es sind später keine Sinnestäuschungen mehr aufgetreten.

Die W.-R. fiel bei der ersten Aufnahme negativ aus; Spinalpunktion wurde nicht vorgenommen.

Außer der spastischen Hemiplegie fanden sich keine neurologischen Abweichungen. Die Pupillen reagierten, wenn auch nicht sehr ausgiebig, auf Licht und Konvergenz.

Ein Jahr später wurde sie wiederum eingeliefert. Sie zeigte auch jetzt keine wesentliche intellektuelle Abschwächung, gab über zeitliche Beziehungen gut Auskunft, Gedächtnis und Merkfähigkeit waren durchaus ihrem Alter entsprechend.

Sie erinnerte sich genau an ihren früheren Aufenthalt, auch an den Inhalt ihrer Psychose, für die keine Krankheitseinsicht eingetreten war. Ohne jetzt noch Sinnestäuschungen oder präzise Verfolgungsideen zu haben, querulierte sie über die Verhältnisse im Spital, in erster Linie über die unzureichende ärztliche Behandlung, über kleinliche Schikanen, daß man sich über ihre täglichen Waschungen aufgehalten habe; man habe sie jetzt ohne allen Anlaß für närrisch erklärt, wohl weil sie als Protestantin unbeliebt sei. Es bestanden also jetzt nur gewisse Beeinträchtigungsideen. Über ihre Überführung nach Eglfing weinte sie wiederholt, zeigte sonst jedoch wenig Affekt. Psychotische Symptome im Sinne einer paranoiden Psychose oder einer senilen Demenz traten während der 10 wöchigen Beobachtung nicht hervor.

Die W.-R. im Blut fiel jetzt positiv aus; im Liquor fand sich bei der üblichen Verdünnung Anwendung negative, bei höherer Konzentration positive W.-R., ferner stark positive Nonne Phase I und geringfügige Lymphozythose.

Die Kranke starb an einer interkurrenten Erkrankung in der Anstalt nach einem halben Jahre. In dieser Zeit wurden keinerlei Wahnvorstellungen oder Sinnestäuschungen beobachtet. Ein geistiger Rückgang war nicht eingetreten.

Die histologische Untersuchung durch Professor Spielmeyer ergab:

Arteriosklerose der Hirngefäße besonders in der Rinde mit meist herdförmigen, zum Teile auch mehr diffusen Verödungen und einzelnen kleinen Erweichungsherden. Im engeren Sinne senile Veränderungen fehlten. Weder an den Meningen noch an den Gefäßen fanden sich luesverdächtige Prozesse.

Epikrise.

Nachdem die histologische Untersuchung rein regressive Veränderungen an den Hirngefäßen und gar nichts Luetisches ergeben hat, könnte es wohl müßig erscheinen, überhaupt noch die Möglichkeit zu diskutieren, daß hier die Lues von irgendeinem Einfluß für die Entstehung der Psychose gewesen sei. Meines Erachtens wird man jedoch diese Möglichkeit nicht so prinzipiell ablehnen dürfen. Einmal wissen wir ja, daß die Lues eine gewisse Rolle auch für die Entwicklung „echter" arteriosklerotischer Veränderungen spielt. So sagt Alzheimer: „Meiner Überzeugung nach ist die Arteriosklerose überhaupt nur ein Sammelbegriff für verschiedenerlei regressive Gefäßveränderungen, und die Lues führt auch zu solchen." Im Gehirn unserer Kranken hat nun Professor Spielmeyer an keiner Stelle infiltrative oder poliferative Vorgänge feststellen können, so daß man keinen Anlaß hat, anzunehmen, daß vielleicht zu einem früheren Zeitpunkt der Erkrankung ausgedehntere proliferative Gefäßveränderungen vorlagen, die inzwischen regressiv geworden wären. Allerdings wird wohl niemand von vornherein es bestreiten können, daß auch psychische Störungen durch luetische Substanzen toxischer Art ausgelöst werden können, und daß hierbei Veränderungen am nervösen Gewebe erzeugt werden, die entweder sich zurückbilden oder sich vielleicht dem histologischen Nachweis zurzeit noch entziehen.

Daß die Lues in unserem Falle tatsächlich zum Nervensystem in Beziehung getreten ist, wird durch das Auftreten der W.-R. im ausgewerteten Liquor dargetan. Man könnte einwenden, daß bei luetischen Arteriosklerotikern es sich um Blutreagine handelt, die gelegentlich des Auftretens von Blutungen in die Gehirnsubstanz dem Liquor zufließen; auch bei unserer Kranken wurden ja einige kleine Erweichungsherde gefunden. Ich glaube nicht, daß dieser Einwand berechtigt ist, denn ich habe bei 9 Fällen von Lues und Arteriosklerose den Liquor auch in höherer Konzentration negativ reagierend gefunden. Und was mir besonders wesentlich erscheint, reagierte auch ein Liquor negativ, dessen Gelbfärbung anzeigte, daß einige Zeit zuvor eine Blutung stattgefunden hatte.

Weiterhin fanden wir stark positive Phase I, die bei Arteriosklerotikern mit und ohne Lues nicht beobachtet wird und darauf hinweist, daß organische Prozesse besonderer Art mitspielen müssen.

Man kann in unserem Falle auch nicht wohl annehmen, daß eine alte, unwirksame Lues vorliegt, die sich eben nur noch in der W.-R. dokumentiert, denn es wurde berichtet, daß zwei Jahre vor der Aufnahme in die Klinik Gummata am Kopf aufgetreten waren, die auf Jodkalium zerfielen.

Wenn wir nun die psychischen Störungen betrachten, so dürfen wir wohl sagen, daß sie für eine Arteriosklerose durchaus ungewöhnlich sind, wenigstens was die Halluzinose anbetrifft. Sinnestäuschungen spielen ja bei der Arteriosklerose eine sehr geringe Rolle. Sie werden bei den Formen mit ängstlich depressiver Wahnbildung noch am ehesten gesehen, aber auch hier treten sie nie in den Vordergrund. Man würde schon mehr hier an den senilen Verfolgungswahn denken können, wenn senile Symptome gleichzeitig bestanden hätten oder wenigstens die histologische Untersuchung der senilen Demenz zugehörige Hirnveränderungen ergeben hätte. Beide Bedingungen wurden jedoch nicht erfüllt.

Gewiß erinnert das Krankheitsbild am ehesten an eine Alkoholhalluzinose. Die relativ kurze Dauer der Störung, die außerordentliche Plastizität und Reichhaltigkeit der Phoneme, das Auftreten von Stimmen in Form der Unterhaltung über die Kranke und schließlich das affektive Verhalten, jene Mischung von Angst und Belustigtsein würde recht gut zu der Annahme einer Alkoholätiologie stimmen. Die Kranke hat ja nun wirklich etwas getrunken, aber wohl sicher nicht in dem Maße, wie es als Voraussetzung für die Entwicklung einer Alkoholhalluzinose anzunehmen wäre. Sie bot auch objektiv kein Zeichen des chronischen Alkoholismus. Wir werden somit eine ätiologische Beziehung des Krankheitsbildes zum Alkohol nicht annehmen können.

Die kleinlichen Beeinträchtigungen, die wohl vor der Halluzinose schon bestanden hatten, jedenfalls nach ihrem Abklingen deutlich hervortraten und einer Beeinflussung durch den Milieuwechsel zugänglich erschienen, sind wohl senilen bzw. arteriosklerotischen Ursprungs; die halluzinatorische Phase jedoch wüßte ich, wie gesagt, weder bei den senilen, noch bei den alkoholischen Störungen, den einzigen, die wohl hier in Betracht zu ziehen sind, unterzubringen.

Ich glaubte deshalb, den Fall hier mitteilen und ihn als luesverdächtig bezeichnen zu sollen, obwohl der anatomische Befund dieser Auffassung keine positive Stütze bietet.

Überblick über die senilen Formen.

Obwohl die ätiologischen Beziehungen dieser drei im Senium ausgebrochenen Psychosen zur Syphilis als unsicher bezeichnet werden müssen, und obwohl deshalb vielleicht eine innere Verwandtschaft der Krankheitsprozesse zueinander in diesem Sinne gar nicht vorliegt, lohnt sich wohl doch ein kurzes Eingehen auf die Frage, ob einerseits klinisch einheitliche Erscheinungen aufzufinden sind, und inwieweit diese sich andererseits von den bekannten senilen und arteriosklerotischen Bildern unterscheiden.

Betrachten wir zunächst die somatischen Verhältnisse: Fall 1 erschien völlig frei von Herdsymptomen, Fall 2 erlitt nach mehrjährigem Bestehen der psychischen Erkrankung einen durch große Flüchtigkeit bemerkenswerten aphasischen Insult, und nur bei Fall 3 gingen der Entwicklung psychischer Störungen ausgeprägte somatische Hirnsymptome in Gestalt einer Hemiplegie voraus. Wir würden also ohne Berücksichtigung der Syphilis bei Fall 3 eine Arteriosklerose anzunehmen gehabt haben, was ja auch durch die histologische Untersuchung bestätigt wurde; auch bei Fall 2 wäre die aphasische Attacke vielleicht in dieser Richtung zu deuten, während Fall 1 trotz 6 jähriger Erkrankung keinerlei Herdsymptome bisher dargeboten hat und somit eher den vorwiegend senilen Prozessen zuzurechnen wäre. Was nun diesen Verschiedenheiten gegenüber die drei Fälle in körperlicher Beziehung eint, ist folgendes:

Sie konservierten sich bei jahrelanger psychischer Erkrankung auffallend gut; die Erhaltung der körperlichen Rüstigkeit, besonders auffällig in Fall 1, war auch bei den beiden anderen Fällen ungewöhnlich. Der Schlaf war, abgesehen von den Zeiten lebhafterer Erregung, ungestört. Die Kranken zeigten sämtlich positive W.-R. im Blut und auch im Liquor bei höherer Konzentration; die Austitrierung wurde allerdings nur in Fall 1 und 3 vorgenommen. Spezifisch luetische neurologische Symptome, insbesondere charakteristische Pupillenbefunde fehlten allen 3 Kranken.

Auf psychischem Gebiet sind folgende gemeinsame Züge erwähnenswert: Es handelt sich bei sämtlichen Kranken um rein akustische Halluzinosen; nur bei Fall 1 stellten sich während einer kurz dauernden deliranten Phase auch optische Trugwahrnehmungen vorübergehend ein. Die Phoneme waren ausgezeichnet durch ihre sinnliche Deutlichkeit und durch ihre Reichhaltigkeit. Die Dauer der halluzinatorischen Störungen war jedoch recht verschieden; sie hatten in den Fällen 1 und 3 mit einer Dauer von 10 bzw. von 3 Monaten mehr episodischen Charakter, während sie in Fall 2 dauernd, von Beginn der Erkrankung an bis jetzt 4 Jahre bestanden haben.

Die Wahnbildungen traten hinter den Sinnestäuschungen zurück; eine systematisierende Verarbeitung gab sich nur in sehr bescheidenem Maße zu erkennen. Es handelte sich durchwegs um Verfolgungsideen. Größenideen traten daneben in Fall 1 und 2 auf. Depressive Wahnbildung im Sinne von Versündigungsideen oder solche hypochondrischer Art stellten sich niemals ein.

Das Bewußtsein war ungetrübt mit Ausnahme der schon erwähnten deliranten Episode im Fall 1.

Die Stimmung war ausgesprochen gedrückt nur in Fall 1, und auch hier nur während der akuteren Störungen, während sie in Fall 2 und 3 aufgeräumt und gehoben erschien trotz der zeitweise sehr beängstigenden Sinnestäuschungen. Schließlich entwickelte sich in allen Fällen eine gewisse gemütliche Abstumpfung.

Nennenswerte psychomotorische Erregung wurde kaum beobachtet; wo sie vorübergehend auftrat, war sie jedenfalls rein reaktiv und auch dann von geringer Intensität. Von triebartigen, elementaren motorischen Äußerungen wurde nie etwas bemerkt. Das Verhalten war meist zugänglich und freundlich und ließ auch keinerlei Verschrobenheiten erkennen. Desgleichen fehlten Zustandsbilder, die auf psychomotorische Hemmung hindeuteten; dementsprechend wurde von den Kranken auch kein Insuffizienzgefühl geäußert.

Zur Entwicklung einer senilen oder arteriosklerotischen Demenz kam es nicht. Bei Fall 2 und 3 zeigten sich Gedächtnis und Merkfähigkeit durchaus dem Alter entsprechend und wurden auch nicht zeitweise alteriert. Die be Fall 1 in der ersten Zeit der Erkrankung hervorgetretene Merkstörung bildete sich zurück, so daß auch hier von einem senilen Defektzustand späterhin nicht mehr gesprochen werde konnte.

Zusammenfassend wäre zu sagen: Es handelt sich um akustische Halluzinosen im Senium mit Verfolgungswahn ohne systematisierenden Aufbau. Die affektive Resonanz ist nicht bedeutend. Die Orientierung bleibt erhalten, das Verhalten geordnet. Die körperliche und geistige Rüstigkeit erleidet trotz mehrjähriger Dauer der Erkrankung keine erhebliche, jedenfalls keine dauernde Einbuße.

Literatur.

Alzheimer, Die syphilitischen Geistesstörungen. Vereinsbericht. Zentralbl. f. Nervenheilk. u. Psychol. 20, 676. 1909.

Aßmann, Diagnostische Ergebnisse aus den Lumbalpunktionen von 150 (190) Fällen mit besonderer Berücksichtigung der Nonne-Appeltschen Reaktion. Deutsche Zeitschr. f. Nervenheilk. 40, 131. 1910.

Derselbe, Erfahrungen über Salvarsanbehandlung luetischer und metalluetischer Erkrankungen des Nervensystems unter Kontrolle durch die Lumbalpunktion. Deutsche med. Wochenschr. 37, 1603. 1911.

Ballet et Glénard, Vereinsbericht. L'Encéphale 32, 638. 1908.

Bergl und Klausner, Über das Verhalten des Liquor cerebrospinalis bei Luetikern. Prager med. Wochenschr. 37, 32. 1912.

Binswanger, Zur allgemeinen Pathologie und pathologischen Anatomie der Tabes-paralyse. Monatsschr. f. Psychol. u. Neurol. 10, 359. 1901.

Birnbaum, H., Über Geistesstörungen bei Gehirnsyphilis. Allgemeine Zeitschr. f. Psychol. u. Neurol. 65, 340. 1908.

Boas und Lind, Untersuchungen der Spinalflüssigkeit bei Syphilis ohne Nerven-symptome. Zeitschr. f. d. ges. Neurol. u. Psych. Orig. 4, 689. 1911.

Cassirer, R., Tabes und Psychose. Berlin 1903.

Dreyfus, Nervöse Spätreaktionen Syphilitischer und Salvarsan. Münch. med. Wochenschr. 59, 1027. 1912.

Derselbe, Die Bedeutung der modernen Untersuchungs- und Behandlungsmethoden für die Beurteilung isolierter Pupillenstörungen nach vorausgegangener Lues. Münch. med. Wochenschr. 59, 1647. 1912.

Derselbe, Erfahrungen mit Salvarsan. Münch. med. Wochenschr. 59, 33 u. 43, 1801. 1912.

Dupré, Psychopathies syphilitiques. In Ballet, Traité de pathologie mentale. Paris 1903.

Eichelberg und Pförtner, Die praktische Verwertbarkeit der verschiedenen Untersuchungsmethoden des Liquor cerebrospinalis für die Diagnostik der Geistes- und Nervenkrankheiten. Monatsschr. f. Psych. 25, 485. 1909.

Forster, Demonstration. Psychiatr. Ver. zu Berlin. Zeitschr. f. d. ges. Neurol. u. Psych. Ref. 4, 177. 1912.

Fränkel, M., Weitere Beiträge zur Bedeutung der Auswertungsmethode der Wassermann-Reaktion im Liquor cerebrospinalis an der Hand von 32 klinisch und anatomisch untersuchten Fällen. — Über das Vorkommen der Wasser-mann-Reaktion im Liquor cerebrospinalis bei Fällen von frischer primärer und sekundärer Syphilis. Zeitschr. f. d. ges. Neurol. u. Psych. 11, 1. 1912.

Hauptmann, Die Vorteile der Verwendung größerer Liquormengen (Auswertungs-methode) bei der Wassermannschen Reaktion für die neurologische Diagnostik. Deutsche Zeitschr. f. Nervenheilk. 42, 240. 1911.

Hauptmann und Hößli, Erweiterte Wassermannsche Methode zur Differential-diagnose zwischen Lues cerebrospinalis und multipler Sklerose. Münch. med. Wochenschr. 1910. Nr. 30.

Jahrmärker, Beitrag zur Dementia paralytica beim weiblichen Geschlecht. Allg. Zeitschr. f. Psychiatr. 58, 1. 1907.

Ilberg, G., Ein Fall von Psychose bei Endarteriitis luetica cerebri. Zeitschr. f. d. ges. Neurol. u. Psych. 2, 1. 1910.
Joffroy, Vereinsbericht. L'encéphale 32, 684. 1908.
Jolly, Syphilis und Geisteskrankheiten. Berl. klin. Wochenschr. 1. 1901.
Junius und Arndt, Beiträge zur Statistik, Ätiologie, Symptomatologie und pathologischen Anatomie der progressiven Paralyse. Arch. f. Psych. 44, 249. 1909.
Kafka, Beiträge zur Pathologie des Liquor cerebrospinalis. Zeitschr. f. d. ges. Neurol. u. Psych. 4, 1, 117. 1910.
Derselbe, Über die Bedingungen und die praktische und theoretische Bedeutung des Vorkommens hammelblutlösender Normalambozeptoren und des Komplements im Liquor cerebrospinalis. Zeitschr. f. d. ges. Neurol. u. Psych. 9, 2, 132. 1912.
Derselbe, Die Zerebrospinalflüssigkeit. Zeitschr. f. d. ges. Neurol. u. Psych. Abt. Ref. 6, 321. 1912.
Kern, O., Über das Vorkommen des paranoischen Symptomenkomplexes bei progressiver Paralyse. Zeitschr. f. d. ges. Neurol. u. Psych. 4, 12. 1911.
Klein, F., Kasuistische Beiträge zur Differentialdiagnose zwischen Dementia paralytica und Pseudoparalysis luetica. (Fournier.) Monatsschr. f. Psych. u. Neurol. 5 u. 6. 1899.
Klieneberger, Zur Erweiterung der Wassermannschen Methode. Monatsschr. f. Psych. 32, 76. 1912.
Kräpelin, E., Psychiatrie. 8. Aufl.
Derselbe, Über paranoide Erkrankungen. Zeitschr. f. d. ges. Neurol. u. Psych. 11, 617. 1912.
Krafft-Ebing, Über Tabes dorsalis mit finaler Geistesstörung. Allgem. Zeitschr. f. Psych. 28, 578.
Krause, Über syphilitische Psychosen. Versamml. deutsch. Naturf. u. Ärzte. München 1899. (Ref. Monatschr. f. Psych. 6, 311. 1899.)
Léri, A., Cécité et Tabes. Thèse de Paris 1904.
Meyer, Otto, Beitrag zur Kenntnis der nichtsyphilitischen Psychosen bei Tabes dorsalis. Monatsschr. f. Psych. u. Neurol. 13, 532. 1903.
Moeli, Geistesstörungen bei Tabeskranken. Charité-Annalen 6, 367. 1881.
Mosny, E. et Barat, L., Psychose aiguë à forme maniaque-dépressive et réaction méningée d'origine syphilitique. Demonstration in der Société de Psychiatrie am 19. V. 10. L'Encéphale 5, 720. 1910.
Nonne, Weitere Erfahrungen (Bestätigungen und Modifikationen) über die Bedeutung der „vier Reaktionen" (Pleozytose, Phase I, Wassermann-Reaktion im Blutserum und im Liquor spinalis) für die Diagnose der syphilogenen Hirn- und Rückenmarkskrankheiten. Deutsche Zeitschr. f. Nervenheilk. 38, 1. 1910.
Derselbe, Über das Vorkommen von starker Phase I-Reaktion bei fehlender Lymphozytose bei 6 Fällen von Rückenmarkstumor. Deutsche Zeitschr. f. Nervenheilk. 40, 161. 1910.
Derselbe, Der heutige Standpunkt der Lehre von der Bedeutung der „vier Reaktionen" für die Diagnose und Differentialdiagnose organischer Nervenkrankheiten. Deutsche Zeitschr. f. Nervenheilk. 42, 201. 1911.
Derselbe und Apelt, Über fraktionierte Eiweißausfällung in der Spinalflüssigkeit von Gesunden, Luetikern, funktionell und organisch Nervenkranken und über ihre Verwertung zur Differentialdiagnose der Dementia paralytica, Tabes dorsalis, tertiären und abgelaufenen Syphilis. Arch. f. Psych. u. Nervenkrankh. 43, 2, 13. 1907.
Derselbe und Holzmann, Weitere Erfahrungen über den Wert der neueren zytologischen, chemischen und biologischen Untersuchungsmethoden für die Differentialdiagnose der syphilogenen Erkrankungen des Zentralnervensystems, gesammelt an 295 neuen Fällen von organischen Erkrankungen des Hirns und des Rückenmarks. Deutsche Zeitschr. f. Nervenheilk. 37, 195. 1909.
Obersteiner, Die progressive allgemeine Paralyse. Wien 1908.

Pilcz, A., Über Beziehungen zwischen Paralyse und Degeneration. Monatsschr.
    f. Psych. u. Neurol. 6, 1. 1899.
Plaut, Die Bedeutung der Wassermannschen Reaktion für die Psychiatrie. Zeit-
    schr. f. d. ges. Neurol. u. Psych. 4, 39. 1911.
Derselbe, Die luetischen Geistesstörungen. Zentralbl. f. Nervenheilk. u. Psych.
    20, 659. 1909.
Ravaut, Le liquide céphalo-rachidien au période secondaire. Annales de dermatol.
    et syphil. Juli 1903.
Derselbe, Les réactions nerveuses tardives etc. Presse méd. 1912. Nr. 18.
Rougier, Essai sur la lypémanie et le délire de persécution chez les tabétiques.
    Thèse de Lyon 1882.
Sagel, W., Über einen Fall von endarteriitischer Lues der kleineren Hirngefäße.
    Zeitschr. f. d. ges. Neurol. u. Psych. 1, 367. 1910.
Schultze, E., Über Psychosen bei Tabes. Münch. med. Wochenschr. 2131. 1903.
Sioli, F., Histologische Befunde in einem Falle von Tabespsychose. Zeitschr. f.
    d. ges. Neurol. u. Psych. 3, 330. 1910.
Wechselmann, Über die Wirkung des Salvarsans auf die Zerebrospinalflüssigkeit.
    Berliner klin. Wochenschr. 49, 15, 688. 1912.
Westphal, A., Über die Differentialdiagnose der Dementia paralytica. Med.
    Klinik 1905. Nr. 27 und 1907 Nr. 4 u. 5.
Derselbe, Demonstrationen. II. Tabes und Psychose. Allgem. Zeitschr. f. Psych.
    65, 833. 1908.
Wolf, Vergleichende Untersuchungen über Wassermannsche Reaktion Lympho-
    zytose und Globulinreaktion bei Erkrankungen des Nervensystems. Deutsche
    med. Wochenschr. 36, 748. 1901.
Wollenberg, Dementia paralytica im Lehrbuch der Psychiatrie. Herausgegeben
    von Binswanger und Hoche. Jena 1907.
Zalociecki, Liquor cerebrospinalis und Salvarsan. Berliner klin. Wochenschr.
    49, 36. 1912.
Derselbe und Frühwald, Zur Kenntnis der Hirnnervenstörungen im Frühstadium
    der Syphilis, speziell nach Salvarsan. Wiener klin. Wochenschr. 25, 30. 1912.
Ziehen, Psychiatrie. 4. Aufl. 1911.